科学原来如此

瞧，我们的身体不神秘

于启斋　编著

U0395668

上海科学普及出版社

图书在版编目（CIP）数据

瞧，我们的身体不神秘 / 于启斋编著 . — 上海：上海科学普及出版社，2016.8

（科学原来如此）

ISBN 978-7-5427-6743-1

Ⅰ . ①瞧… Ⅱ . ①于… Ⅲ . ①人体—少儿读物 Ⅳ . ① R32-49

中国版本图书馆 CIP 数据核字 (2016) 第 138340 号

责任编辑　刘湘雯

科学原来如此

瞧，我们的身体不神秘

于启斋 编著

上海科学普及出版社出版发行

（上海中山北路 832 号 邮编 200070）

http://www.pspsh.com

各地新华书店经销　三河市同力彩印有限公司

开本 787 × 1092　1/16　印张 10　字数 200 000

2016 年 8 月第 1 版　2016 年 8 月第 1 次印刷

ISBN 978-7-5427-6743-1　　定价：29.80 元

目录 contents

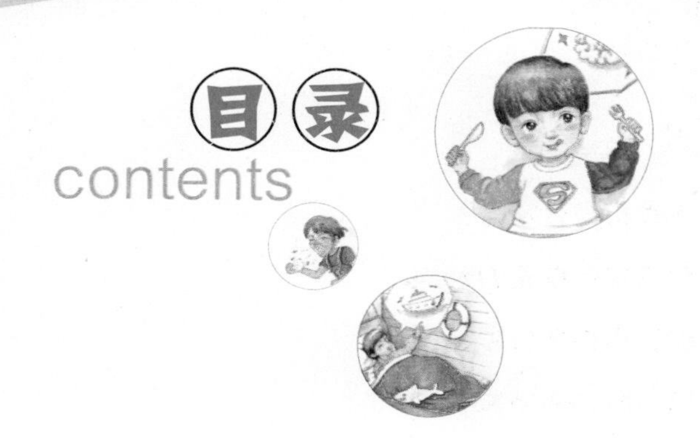

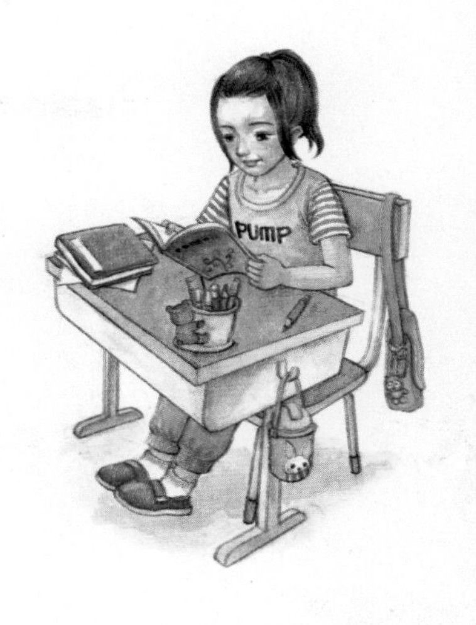

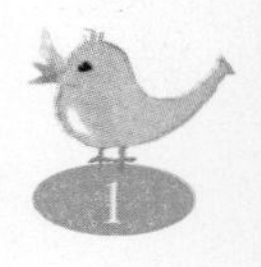

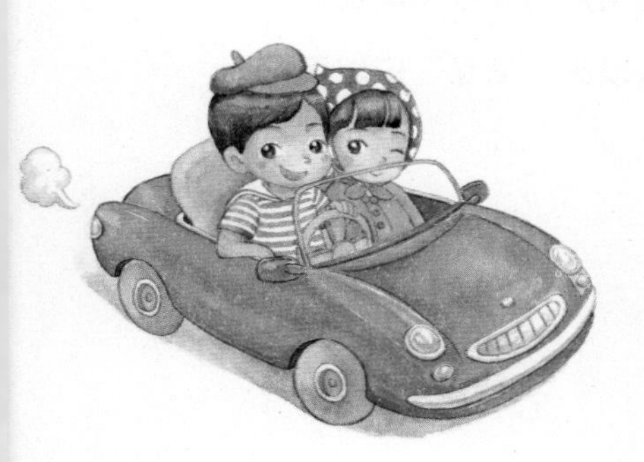

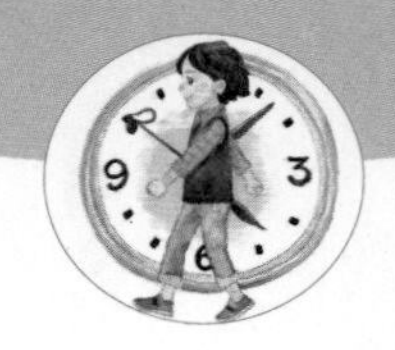

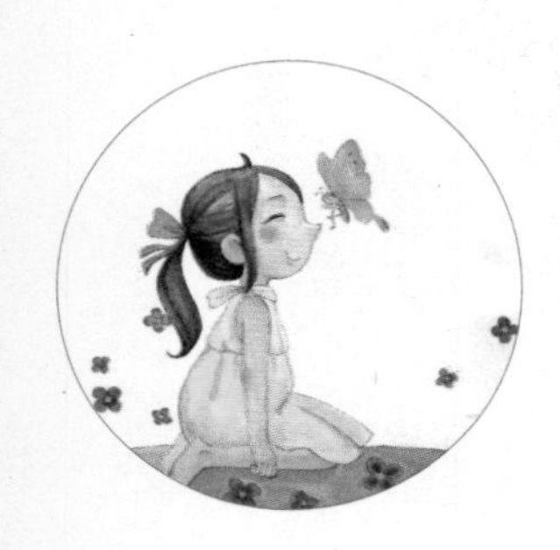

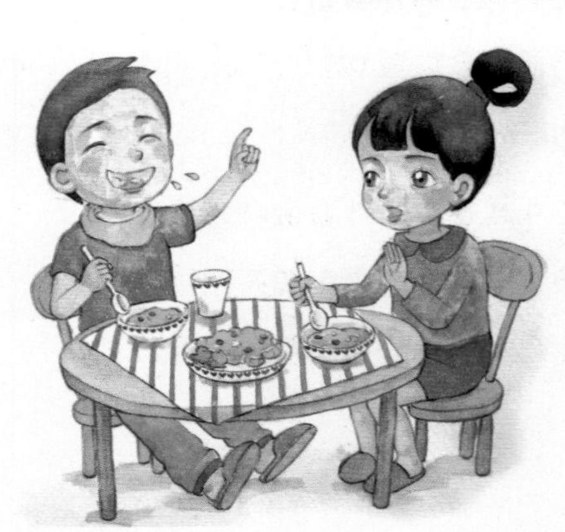

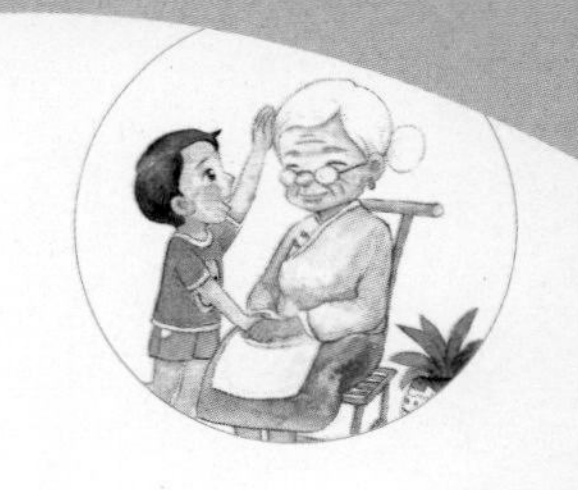

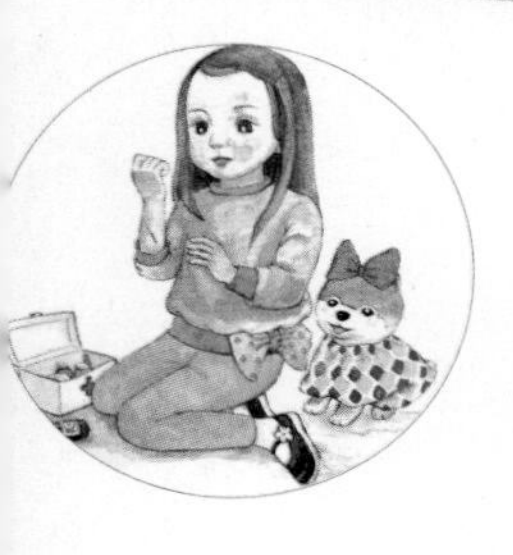

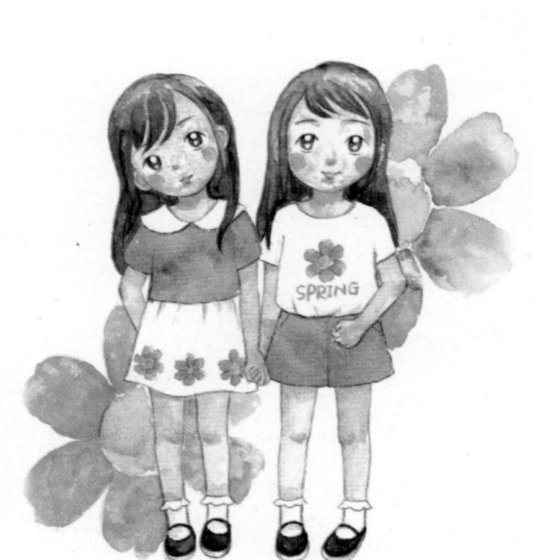
SPRING

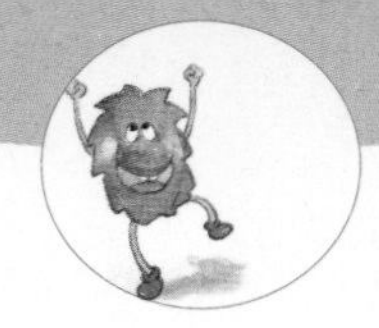

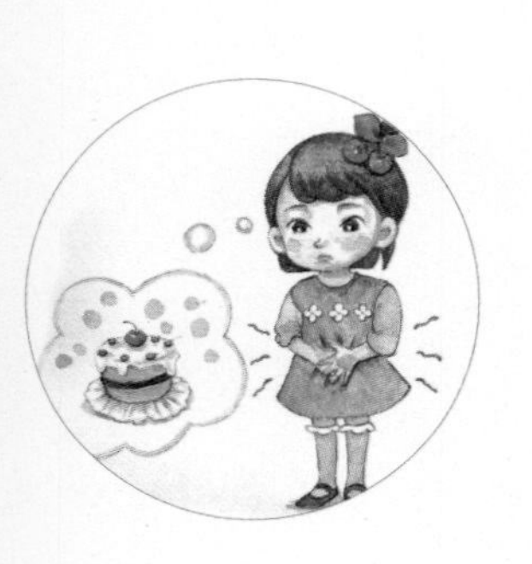

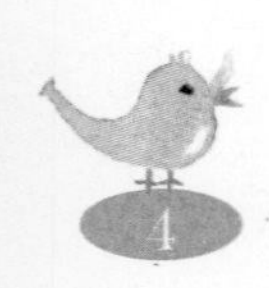

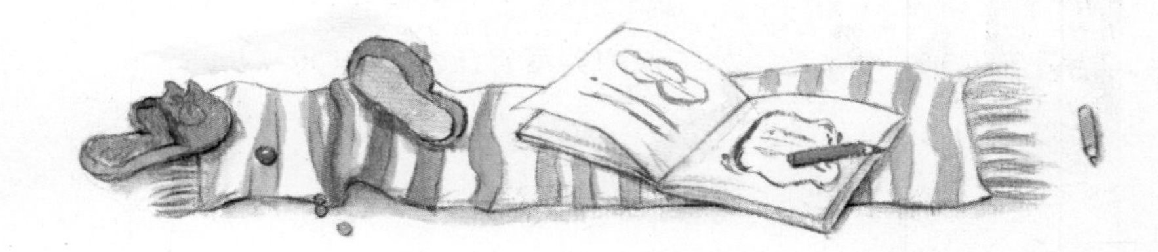

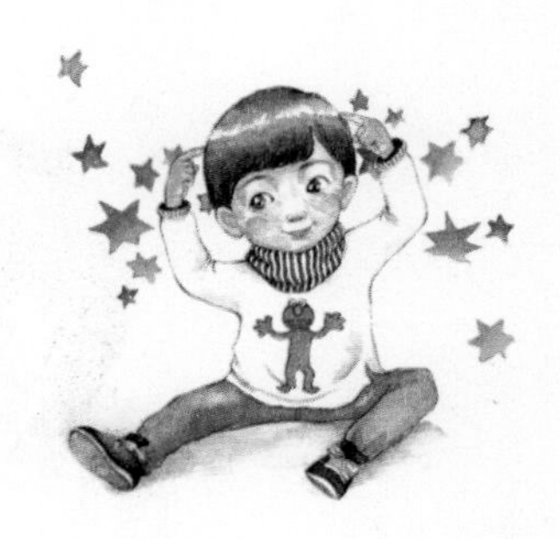

人为什么要眨眼？

我们每个人每天都在不断地眨眼。那么，人为什么要眨眼呢？

眨眼虽然只是一个简单的小动作，但作用却不可小瞧。我们每次眨眼睛的时候，眼睑（眼皮）就要进行一次开合，通过眼皮的开合，眼泪就会均匀地敷抹在眼球表面，滋润我们的眼睛——这也是我们平时眨眼睛的最主要原因。

眼泪是由泪腺产生和分泌出来的，是一种弱碱性透明液体，其中98.2%是水，其余为少量无机盐、蛋白体、溶菌酶和免疫球蛋白等物质。溶菌酶和免疫球蛋白具有杀菌的作用，所以眼睛一般不会生病。眼泪能起到湿润、清洁和保护眼球结膜、角膜的作用。这么好的“眼睛保养剂”就是通过眨眼时来使用的。

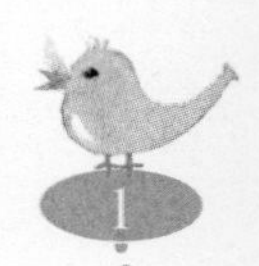

眨眼除了能滋润眼睛外，还可以让视网膜及眼肌获得暂时的休息。眨眼时，眼睛暂时不看东西，眼球向上转，处在一种休息位置，就好像睡觉一样。不要小看这短暂的休息，对眼球来说，这却是十分重要的。

面对无数的灰尘，有睫毛为我们遮挡。可当小飞虫或是其他大东西

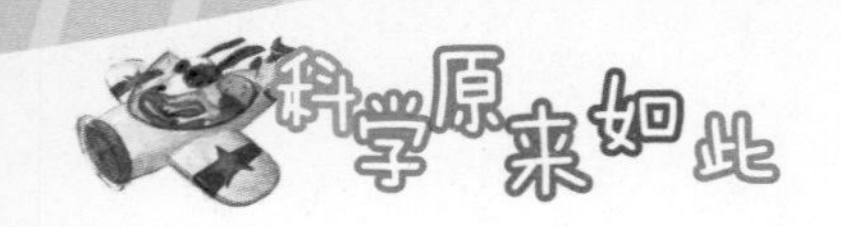

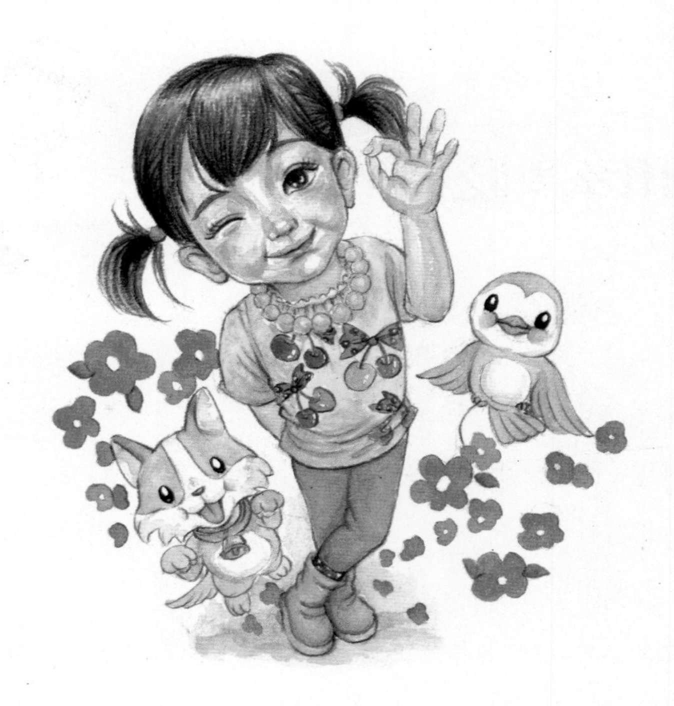

突然袭时，眼睫毛抵挡不住了该怎么办？不用急，眼皮会以迅雷不及掩耳的速度闭合起来。所以，眨眼可用来防范对眼睛的意外伤害，并且十分管用。

眨眼这个动作十分普通，即便是没有外界的刺激，人们也会不由自主地眨眼。经统计，一个人每分钟要眨眼 10 多次，每次眨眼要用 0.3 ～ 0.4 秒，两者之间相隔 2.8 ～ 4 秒。除了睡觉时间，我们每天都在大量眨眼，以保护眼睛。

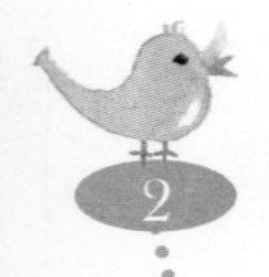

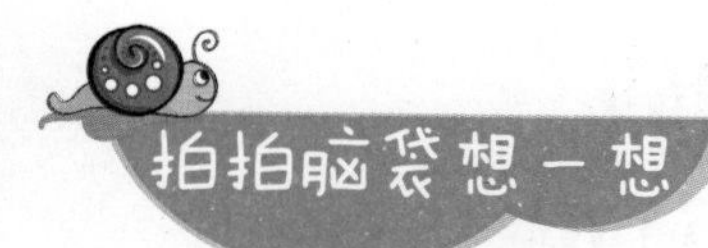

人的眼皮为什么会跳？

悄悄告诉你

不知道大家有没有这样的体会，有时候，眼皮会不由自主地跳起来，甚至还跳个没完。这是怎么回事呢？人们常说“左眼跳财、右眼跳灾”。其实，眼皮跳与人的财与灾是没有半点瓜葛的，这是一种毫无科学根据的说法。

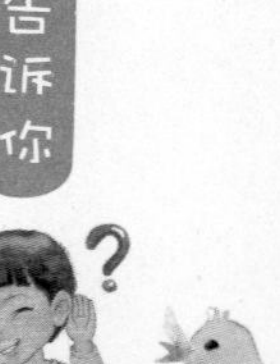

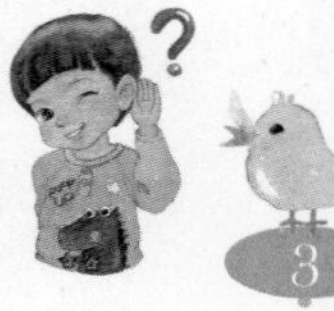

具体说来，眼皮跳主要有三个原因：其一，眼局部暂时供血不足；其二，眼神经传导不平衡而导致眼肌肉收缩；其三，眼周围的肌肉受到刺激。总之，引起眼皮跳动的原因很多。例如，看书时间过长，眼睛过于疲劳，会引起眼皮跳；失眠或睡觉较少时，也会引起眼皮跳；强烈的光线刺激或一些化学药品的刺激，也可能引起眼皮跳；由于吸烟、饮酒等刺激到眼睛周围，也会引起眼皮跳；贫血、眼睛有炎症等，也都会造成眼睛疲劳，从而引起眼皮跳。

一般情况下，眼皮跳动一会儿后自然就会好了。如果你还是觉得不舒服，可以用热毛巾轻敷眼睛，让眼球周围毛细血管里的血液加速流动，这样眼皮很快就不跳了。如果用热毛巾敷过之后，你的眼皮仍旧跳个不停，那或许真是有病菌了。

如果只是偶发的眼皮跳，可以通过休息、保持情绪稳定和适当的按摩来缓解症状；但如果眼皮老是跳的话，就应当到医院看医生了。发生眼皮跳，即眼睛已明确告诉你，它很疲劳，需要休息了。所以，此时你不能忽略它。

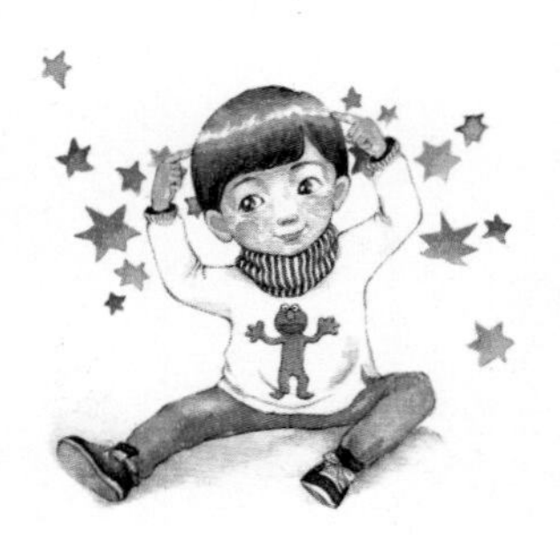

白种人的眼睛为什么是蓝色呢?

不知道大家是否注意过白种人的眼睛？不少白种人的眼睛都是蓝色的，有些人的眼睛还是茶色的呢，这是怎么回事呢？

要想了解这件事，我们先来看看眼睛的结构吧。对着镜子看自己的眼睛，会发现眼球的中央有一个黑色的小孔，这就是我们所说的瞳孔。

形成瞳孔的结构是一个圆形的薄膜，叫做虹膜。虹膜的颜色不同，人眼睛的颜色便不同。虹膜中含有黑色素细胞，所含黑色素细胞越多，虹膜的黑色也就越深，眼球的颜色就会越深；黑色素细胞越少，虹膜的颜色也就越浅，眼球就可能出现蓝色或者茶色等不同的颜色。

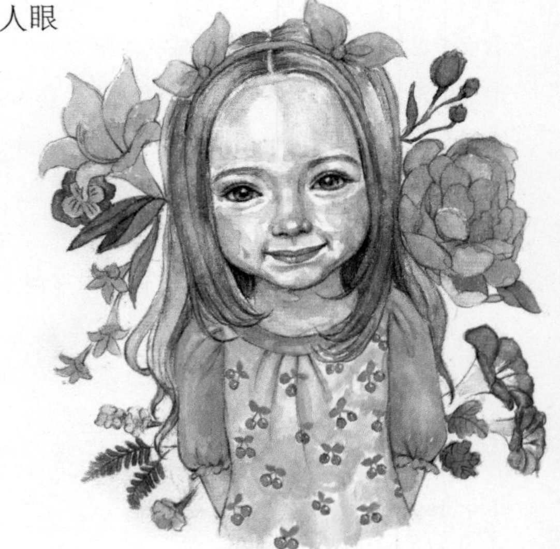

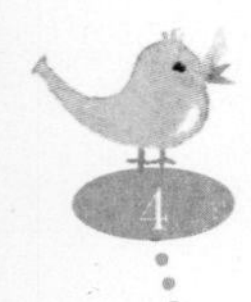

眼睛中的黑色素细胞所含的色素，与皮肤里的色素细胞是一样的，与种族遗传有关。黄种人是有色人种，眼睛虹膜中的黑色素含量相对比较高，眼珠看上去是黑色的；白种人黑色素含量相对比较少，虹膜上的颜色就会浅些，眼珠看上去就是其他颜色的。

所以，蓝眼睛、茶色眼睛的人也没有什么特殊，只不过是黑眼珠中所含的黑色素数量不同罢了。

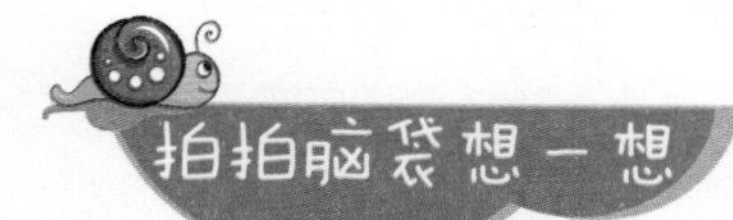

人睡觉时为什么要闭上眼睛？

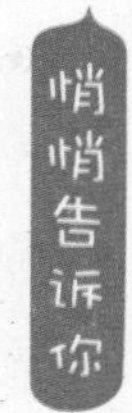

人睡觉时都是闭上眼睛的。为什么人睡觉时非得要闭上眼睛呀？这里面有什么学问吗？

原来，人的眼皮的自然状态是下垂的，平时是受大脑的控制而撑开的。睡觉时，大脑失去了对眼皮的控制，眼皮借助本身的重量就会下垂。

还有，只有紧闭双眼，隔断光线对眼的刺激，才能使神经系统得到安静、放松和休息。否则，大脑受光线的干扰，一时半刻很难入睡，不利于睡眠。

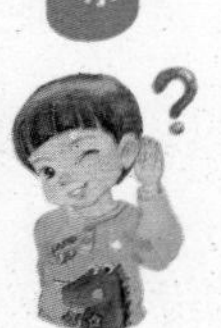

再者，睡觉时要暂停眨眼运动，这样也就无法给眼球“浇水”了。为了避免眼球因睡觉而干燥，损害眼球，所以此时眼睛最好闭上。

从长期的进化来看，人只有闭上眼皮睡觉才适合，才能得到最好的休息。不过，每个人的身体组织不是完全相同的，平时肌肉的张弛程度也不尽相同。所以一部分人在入睡后眼睛还是稍微露出点“眼白”甚至是“全开”的，而没办法完全闭合。据统计，有10%左右的人在睡觉后眼睛是“微开”甚至“全开”的。

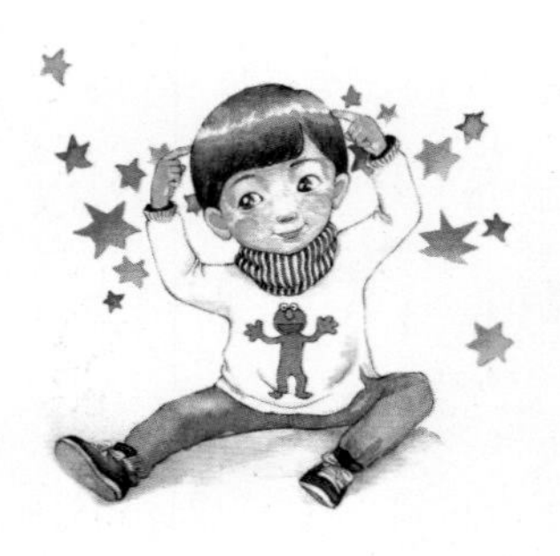

刚进关了灯的电影院为什么什么都看不见？

当我们兴冲冲地走进电影院，而电影已经开始，放映厅中的灯都已经关了，这时我们会感到什么也看不到，很不适应。这是怎么回事呢？

实际上，人不光是进到黑暗的电影院里会有看不清的不适应感，只要是由光线强的地方进入到光线暗的地方，最初都会有看不见的感觉。几分钟的时间后，眼睛对于暗的光线产生了适应能力，就会逐渐看清周围的环境。时间一久，看得也就更加清楚。这个过程被称为暗适应。

那么，人的眼睛怎么会有一个暗适应的过程呢？这得从视网膜的生理功能谈起。眼球壁的最里面有一层膜，人们称之为视网膜。视网膜中有两种细胞，一种是可以感受强光线的细胞，另一种是对弱光线敏感的细胞。这两种细胞在不同光下工作，在夜晚或黑暗的环境下看东西，主要是对弱光敏感的细胞在起作用。

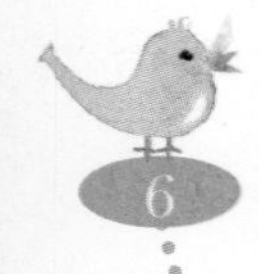

那么，对弱光敏感的细胞怎么工作呢？应该指出的是，对弱光敏感的细胞内有感受弱光的物质，名字叫视紫红质，是由维生素 A 和视蛋白结合成的。在强光照射下，视紫红质就会分解。当人从强光下突然进入暗处时，感受强光线的细胞就会“退居二线”，不发挥作用。而对弱光

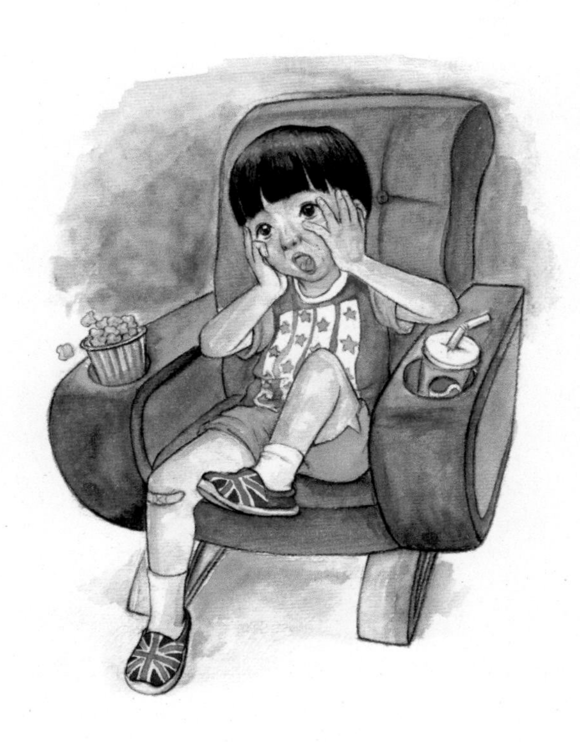

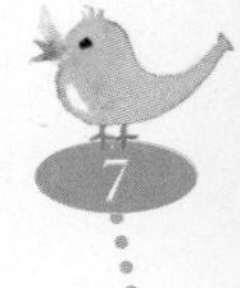

敏感的细胞则又重新工作，将分解的视紫红质重新合成，这个过程在生理上则被称为暗适应的过程，但这一过程通常需要数分钟时间才能完成。

一般在营养充足的情况下，在暗处用5分钟的时间就可以合成60%的视紫红质，30分钟的时间就可以完全生成。难怪，在暗处待的时间越长，对于弱光的适应能力也就越强。这也是人们从强光下进入暗处需要适应过程的道理。实际上，也正是人眼由于具有这种“暗适应”的过程，才能在黑暗中看清东西。

同时，瞳孔感应到黑暗的存在会变大，而适应变大也需要一个过程。同样道理，看完电影出来时，会感觉外面亮得很刺眼，过一会儿瞳孔变小了才能适应。

拍拍脑袋想一想

眼珠露在外面为什么不怕冷?

在朔风怒号的冬季，人们总是尽可能地对身体进行保暖保护，而保暖措施也是五花八门的，有戴棉帽的、戴口罩的、戴手套的、戴耳捂的，但就没有听说戴眼罩的。看来露在外面的眼珠不怕冷！这是怎么回事呢?

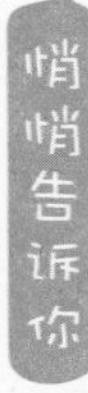

虽然，眼珠上有灵敏的触觉神经，还有痛觉神经，可就是没有管冷热的感觉神经，这就是说眼睛受环境温度的影响很小。与此同时，两眼的角膜（黑眼珠表面的一层薄膜）没有血管，散热很慢，因此眼珠不怕冷，更没听说过眼珠会被冻坏的。

眼珠虽然不怕冷，但容不得半点沙子，因此我们要好好保护自己的眼睛。学龄前期 1 ~ 6 周岁的儿童，应选择无刃以及没有锐角的玩具；不要让孩子做危险性的游戏；看书时光线要充足，但应避开强烈的阳光，眼与物体要保持一定的距离（30 厘米左右为宜）；培养孩子良好的卫生习惯，不用手指揉眼，不用别人的手巾擦眼睛。学龄儿童的看书姿势一定要正确，不要在走路或乘车时看书，同时要注意眼病的预防和治疗。

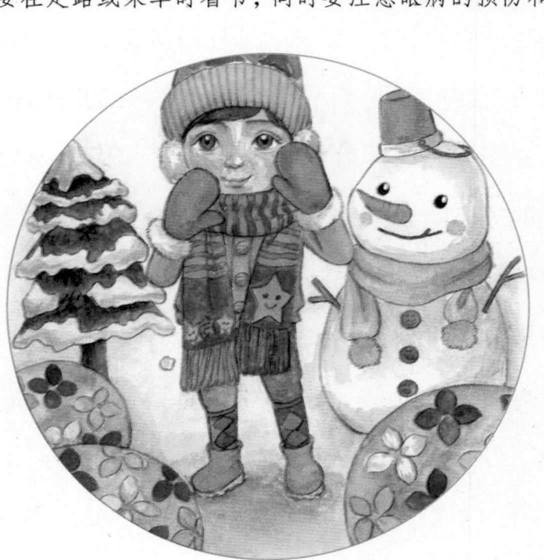

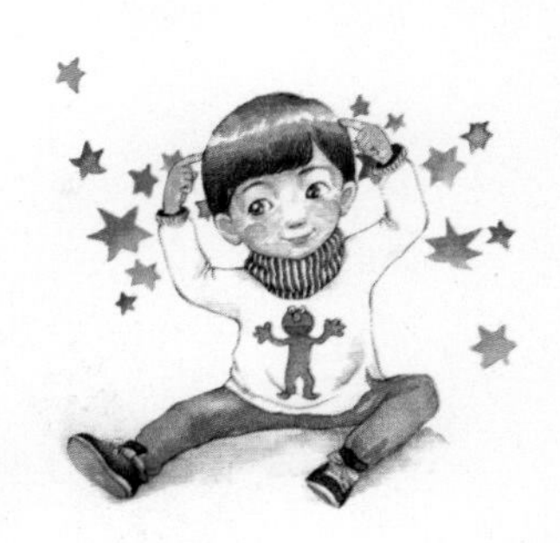

人在伤心的时候为什么会流眼泪？

月有阴晴圆缺，人有悲欢离合。在人的一生中，总会为一些事情感到悲伤。每当这时，人的眼泪就特别多，这是怎么回事呢？

每个人都有一对专门制造眼泪的“隐形工厂”——泪腺。它们的位置就在眼眶的外上侧，眼球的上方。泪腺由一大群细胞组成，每个细胞的职责就是分泌泪液。泪液经过眼皮的眨动，给眼球表面“洒上”一层水，冲掉里面的灰尘和异物，保持眼球的清洁，眼泪还有杀灭细菌的作用。平时的泪水没有多大剩余，即便是剩余也会随着眼球的“下水道”——鼻泪管流到鼻腔里，或同鼻涕一起流出，或随着呼吸蒸发了。

当人们遇到伤心的事情后，在神经系统的支配下，泪腺的活动由懒散变成活跃，于是制造大量的泪水。由于人的眼睛里没有那么大的“泪库”，容纳那么多的泪水，因此多余的眼泪就会“夺眶而出”“落泪成行”了。

当眼泪“落泪成行”后还有剩余的话，有一部分眼泪就会沿着鼻泪管进入鼻腔，与鼻腔的鼻涕汇合在一起，同鼻孔一起流出来——这就叫“痛哭流涕”。同时，人们痛哭的时候，也加强了鼻腔对鼻涕的分泌，因此哭得“一把鼻涕、一把眼泪”也在情理之中。

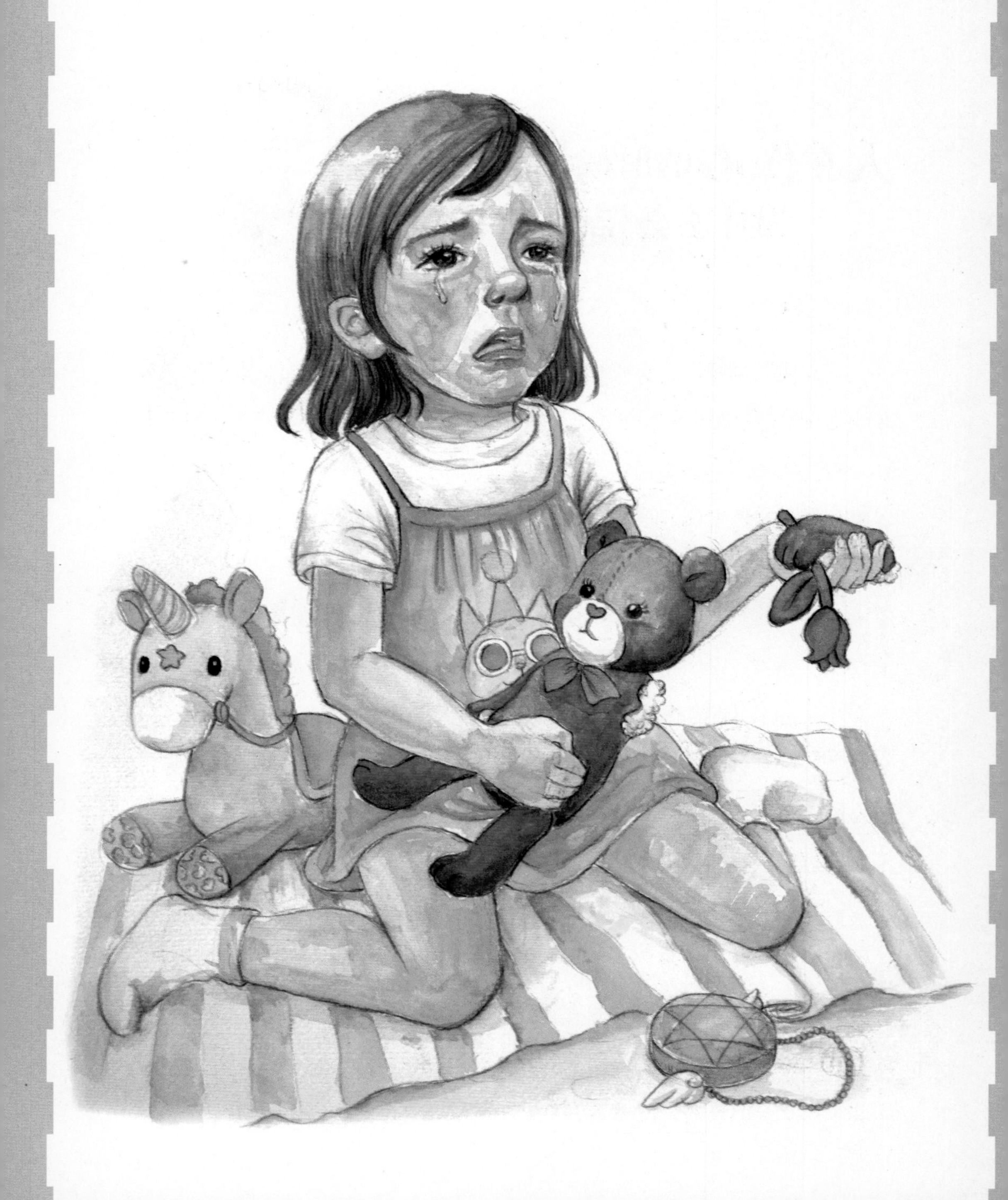

值得一提的是，人在大笑时，眼睛也会出泪。这是因为人在大笑时，一方面眼皮拼命用力闭紧，把泪水挤向鼻腔；另一方面，被挤压的鼻腔压力升高，鼻泪管的通道被挤压，泪水流不进去，积累在眼里的泪水就越积越多，最后眼里都容纳不下了，就会流出来。这就是笑出了眼泪来的道理。

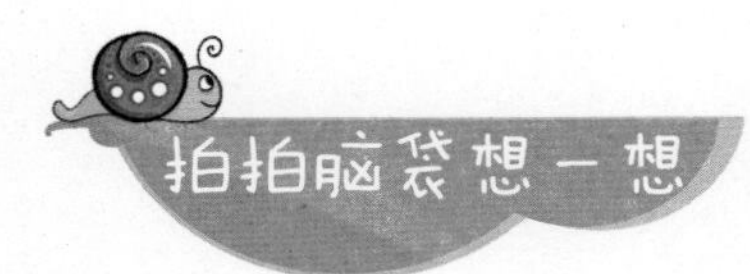

为什么说遇到伤心的事情可以大哭一场？

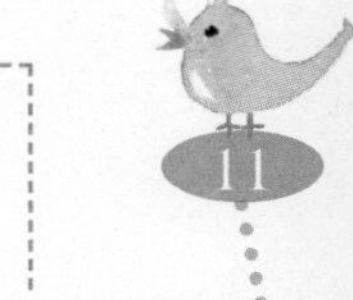

悄悄告诉你

遇到伤心的事情大哭一场，并不是懦弱不强的表现，心理学家认为哭对人的身体、心理等都有一定的保护作用。当人感到内心十分痛苦时，不妨用哭来发泄一下，痛快淋漓的哭泣能使人心情畅快。该哭就哭，如果在该哭时强忍住不哭，极有可能会憋出病来。

哭闹对新生儿来说，是非常有利的，是很好的一种运动形式。新生儿在哭闹时，全身得到了运动，血液循环、消化和排泄都得到了帮助，因此生长加快。

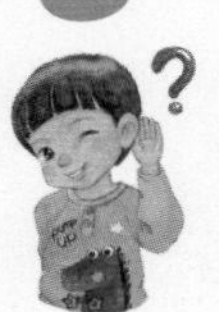

哭泣是人类特有的一种情绪表达形式，是人类长期进化过程中保留下来的，这对人类恢复心理健康有益，所以当我们想哭的时候，千万不要强忍着。

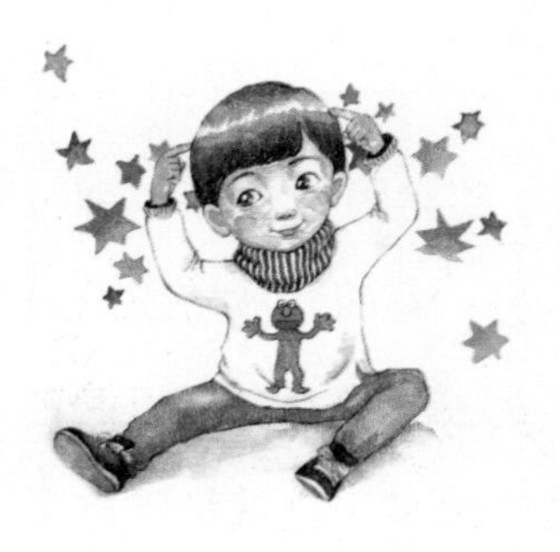

耳朵为什么能够听到声音？

我们之所以能听到雷声、鸟鸣、歌声，是因为我们有耳朵。可耳朵为什么能听到声音呢？

首先，我们应该了解一下耳朵的结构。耳朵由外耳、中耳和内耳三部分组成。

外耳包括耳郭和外耳道，耳郭像一个大喇叭，主要负责收集声波；外耳道则负责传导声波。

中耳由鼓膜、听小骨、鼓室组成，鼓室是一个空腔，还与咽鼓管相连；听小骨包括锤骨、砧骨和蹬骨三部分，它们紧密相连，是人体中最小的骨头，总重量只有50克。锤骨和鼓膜相连，听小骨连结鼓膜与内耳，起传导和扩大声波的作用，可使声波增强约22倍。

内耳由半规管、前庭和耳蜗组成，半规管和前庭能够感受头部的位置变动，维持身体平衡；耳蜗和听觉有关，这里有听觉细胞，能够将振动转化为兴奋。

声音产生后，声波被耳郭收集，沿着外耳道传到鼓膜，引起鼓膜的振动；然后通过鼓膜和听小骨的振动，把声音传到内耳，并把声音放大；接着由前庭传导耳蜗，令与听觉有关的细胞产生兴奋，并把兴奋沿着与听觉有关的神经传给大脑皮层的听觉中枢，从而产生听觉。

人的听觉区域为20～20000赫兹，一般对1000～3000赫兹的声波最为敏感。而人的语言频率范围为300～3000赫兹。

遇到巨大声响时，我们一般会情不自禁地张开口，这样可以使咽鼓管张开，外界强大的声波

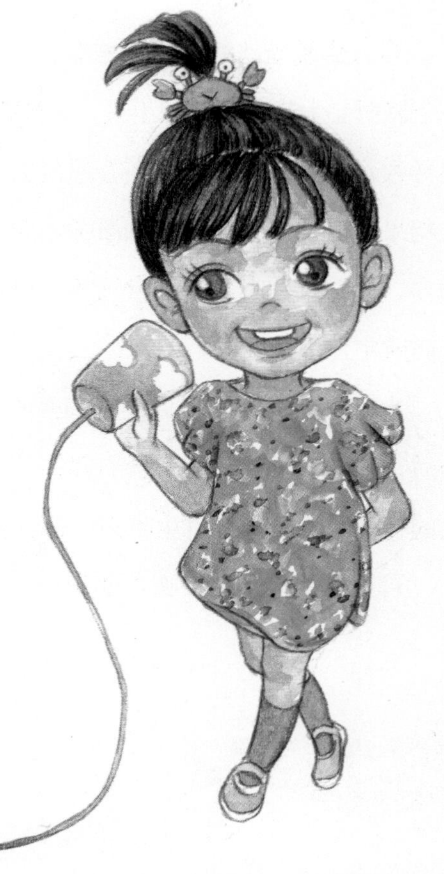

由口进入到咽部，再从咽鼓管进到鼓膜内。同时，外界的声波通过外耳道进入鼓膜的外面。这样一来，鼓膜内外的压力就能达到一个平衡，免得鼓膜被震破。所以，遇到巨大声响时，虽然闭嘴、堵耳也能缓解压力，但不如张开嘴巴来得痛快。

当人们乘坐飞机时，最好准备一小袋糖果或其他小食品。原来飞机在下降时，大气压力迅速上升，咽鼓管来不及调节鼓室内外的气压平衡，会导致耳疼、耳胀，甚至还会造成鼓膜的破裂，引起中耳炎。当乘客在吃糖果或咀嚼口香糖时，刺激唾液腺大量分泌唾液，促使其不断做吞咽动作，这样可使咽鼓管时时开放，以随时保持鼓室气压平衡，从而达到预防航空性中耳炎的目的。

有时，我们会发现周围有耳聋的人。原来，当鼓膜或听小骨发生损伤后，声音在传导方面就会有障碍，并由此发生传导性耳聋。与听觉有关的神经或听觉中枢发生障碍的话，就会发生神经性耳聋。

可见，保护耳朵多么重要呀！

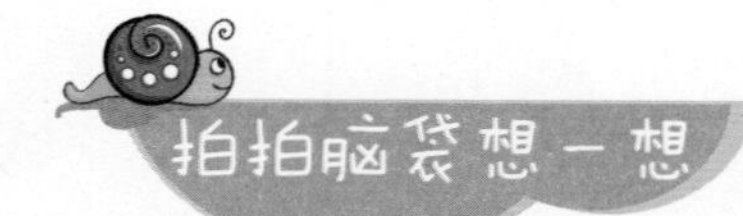

你知道怎么保护自己的耳朵吗？

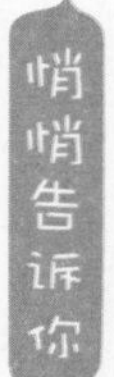

每年的3月3日是全国爱耳日。在我国的12亿多人口中就有6000多万残疾人。而在这6000多万残疾人中，有听力语言障碍的高达2057万人之多！可见，保护耳朵已经到了刻不容缓的地步。

但在日常生活中，由于我们的疏忽和无知，很可能造成耳聋的发生，从而令我们抱憾终生。耳朵对于我们获取声音的相关信息非常重要，所以我们要保护好自己的耳朵，而且爱耳应该从小做起。那么，我们应该如何爱护耳朵呢？具体说来，可以从以下几个方面入手。

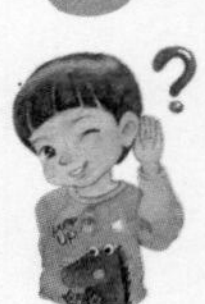

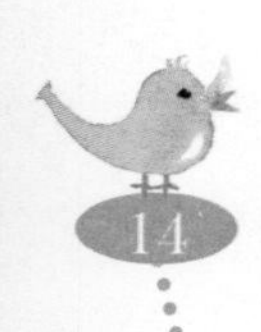

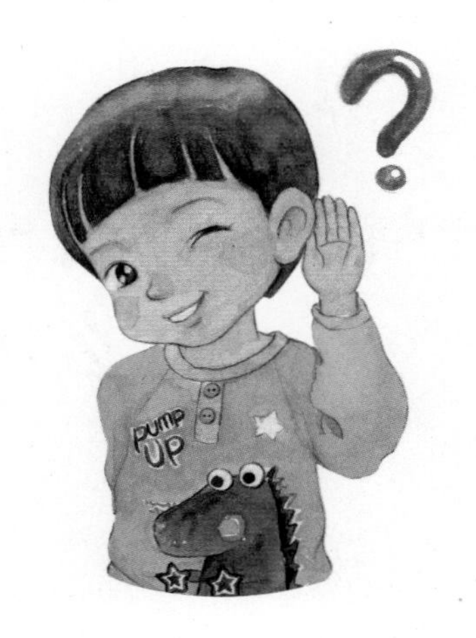

首先，预防药物中毒。药物能够治病，也能够致病。有些药物有很强的不良反应，吃的次数多或量大了，都可能导致听力下降，引发耳聋。所以，小朋友在服药时一定要谨慎，不能乱吃。

其次，预防噪声。噪声过大或长时间处在噪声里，时间久了，可以损害人的听力，出现耳聋。当噪声突然出现时，大家可用手把耳朵捂住，或迅速张大嘴巴，以保持耳朵里鼓膜压力的平衡。另外，大家不宜长时间用耳机听音乐，尤其是正在生长发育的小朋友更应该注意。

再次，预防耳朵进水。游泳、洗澡或洗头时，要防止水进入耳内。如感觉耳里进水，不妨进行如下处理：先歪着头，让有水的耳朵朝下，用手向下拉耳朵，然后再让同一边的腿站着，而抬起另一条腿来，这样用一条腿在原地跳几下，耳朵里的水就会流出来；或者，将头偏向有水的一侧，用手掌压紧有水的耳朵，屏住呼吸，然后迅速提起手掌，反复几次，将水吸出来；还可用棉签小心地深进耳道里，把水吸到棉花上。

第四，预防外力损伤鼓膜。揪耳朵、打嘴巴，都可能损伤鼓膜，所以不能轻易揪耳朵、打嘴巴。

第五，不能随便挖耳朵。我们不能随便挖耳朵，更不能往耳朵里塞放小东西玩，这些不良习惯都有可能损伤耳膜。

最后，预防感冒引起中耳炎。感冒可能会引起中耳炎，因此我们要注意锻炼，强身健体，减少疾病的发生。

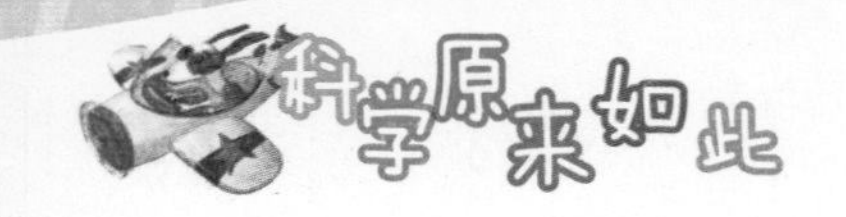

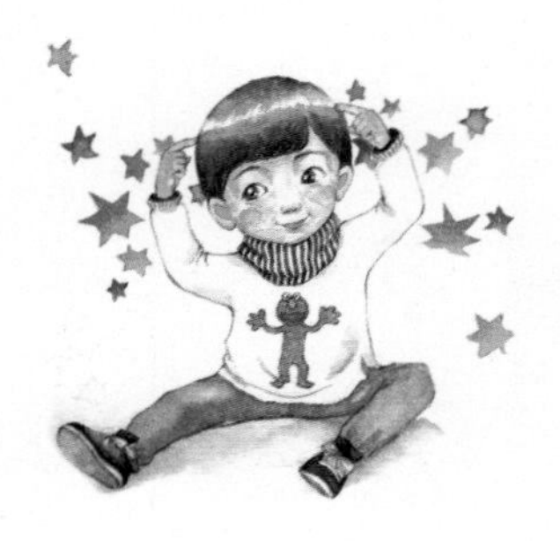

“气传导”和“骨传导”是怎么回事？

每个人的声音都是不同的，有的粗，有点细；有的高昂，有的低沉；有的急促，有的缓慢……众多的差异，形成了各自的“声音个性”。所以，对于熟悉的人，就算没看到他们的脸，但我们只要一听到对方的声音，就可以辨别出其是谁，而且一个人的声音是不会变的。

不过，令我们感到奇怪的是，我们听到的自己的声音与别人听到的我们的说话声是不一样的。又如，当我们用录音机将自己的声音录制下来，再重放的时候，就会发现，这声音跟自己听到的也不一样。不是说“一个人的声音是不会变的”吗，这又是怎么回事呀？

大家知道，耳是我们的听觉器官。外耳郭将收集到的声波，通过外耳道往内传导，当外界的声音振动鼓膜后，这个振动就会传给听小骨，听小骨将振动传给前庭，再传给耳蜗中与听觉有关的细胞，并将声音的振动转换成神经冲动，沿着与听觉有关的神经传给大脑皮层的听觉中枢，从而产生听觉。这也是声音在空气传导的途径，我们将这种传导方式叫做“空气传导”，简称“气导”。

除了气导以外，声波传导还有另一条捷径，这就是通过颅骨振动直

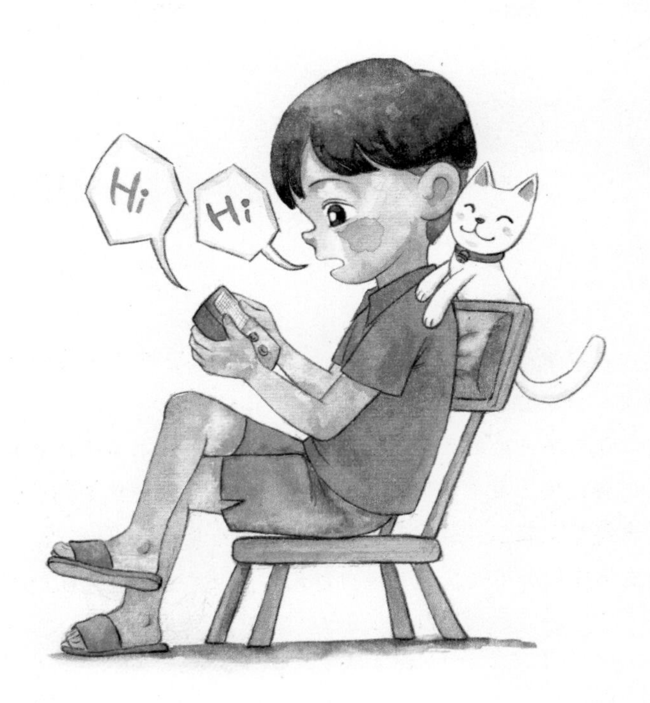

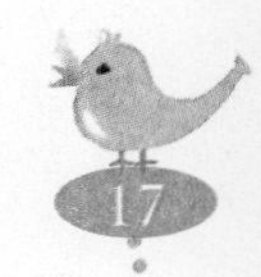

接把声波振动传入内耳，即“骨传导”，简称“骨导”。例如，把敲击后的音叉放在我们耳后乳突骨或前额骨上，我们也能感受到声音。“骨传导”是声波通过颅骨、耳蜗，引起耳蜗内振动的途径。当你用牙齿咬住机械手表的弦柄（上弦的柄），再用双手紧紧地掩住耳朵时，你听不见别人的说话声，却能非常清晰地听到手表的滴答声。这里，声音就是通过牙齿附近的颅骨传到内耳去的。

平时说话时，我们听到的自己的声音是“气传导”和“骨传导”混合的声音，而用录音机播放出的自己的声音则是只通过“气传导”产生的声音，因此两者听起来有些不一样。平时，我们听到别人的说话声都是“气传导”产生的。

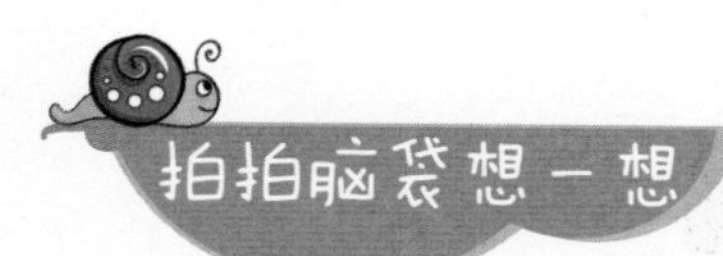

拍拍脑袋想一想

小昆虫钻进耳朵里怎么办?

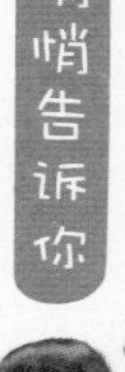

夏天，偶然有小昆虫进入耳朵，往往会给人造成很大的困扰。面对这种情况，告诉你一个处理的好办法。

你可以让有小昆虫的耳朵朝上，然后往耳朵里滴入植物油或甘油，粘住昆虫的脚，使昆虫不能动弹。时间稍长，昆虫就会被淹死或憋死。这时，你再将耳朵朝下，蹀脚跳一跳，让油和小昆虫流出来。

如没有干净的食用油，还可用白酒代替，但耳朵患有炎症的人不能用白酒。

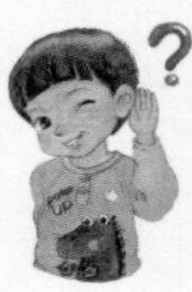

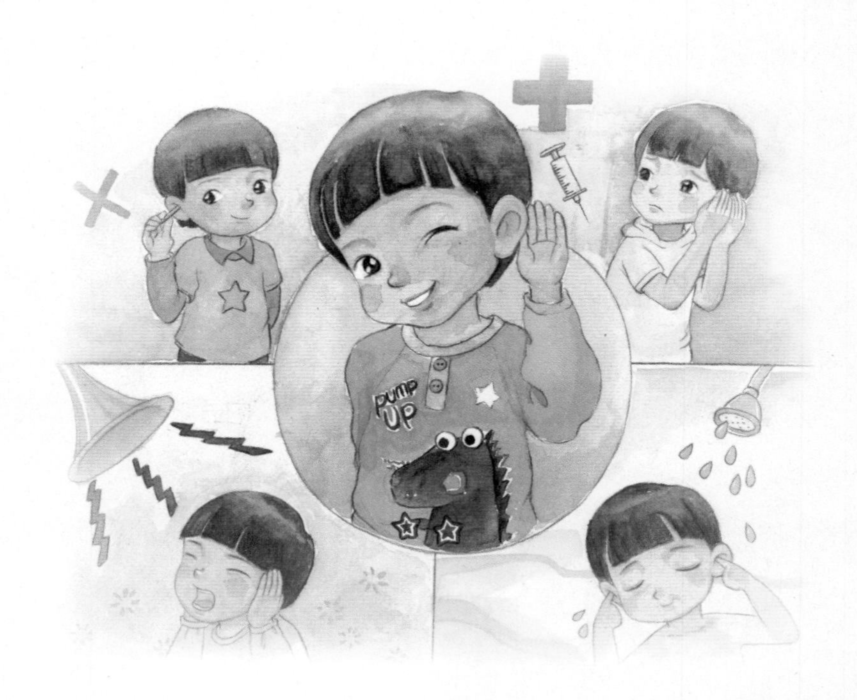

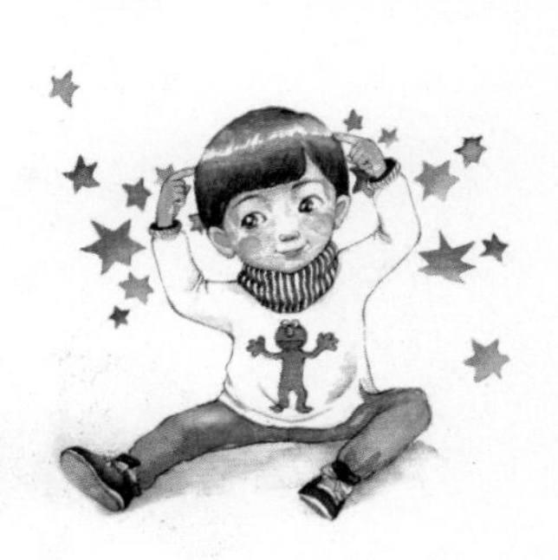

为什么说挖耳朵的习惯不好？

很多小朋友有挖耳朵的习惯，有的甚至用火柴杆、塑料棒等又细又硬的东西来挖耳朵，又非得把耳朵挖个干干净净才算痛快。实际上，挖耳朵对耳朵并没有好处，反而是有害的。为什么这样说呢？

挖耳朵的目的，无非就是想把耳朵里的耳屎给挖出来。而耳屎是怎么回事呀？我们的耳朵同人的皮肤一样，也有不少皮脂腺，会分泌皮脂滋润外耳道。同时，外耳道里的皮肤也会脱落下一些皮屑。皮脂会将脱落下来的皮屑与灰尘、细菌等黏结在一起，然后结成一块一块的东西，这些东西就是耳屎。

耳屎留在外耳道里，平时洗簌时根本清洗不到它，并且越积累越大。随着我们说话、吃饭、嘴巴的一张一合，以及我们不由自主地牵动耳朵等动作，耳屎在外耳道里慢慢松动，时间一长，它就会自动地掉出来。

有些人认为耳屎脏，非要把它给挖出来。实际上，耳朵里有一些耳屎会带来意想不到的好处。偶尔，小昆虫钻到耳朵里，如果没有耳屎的

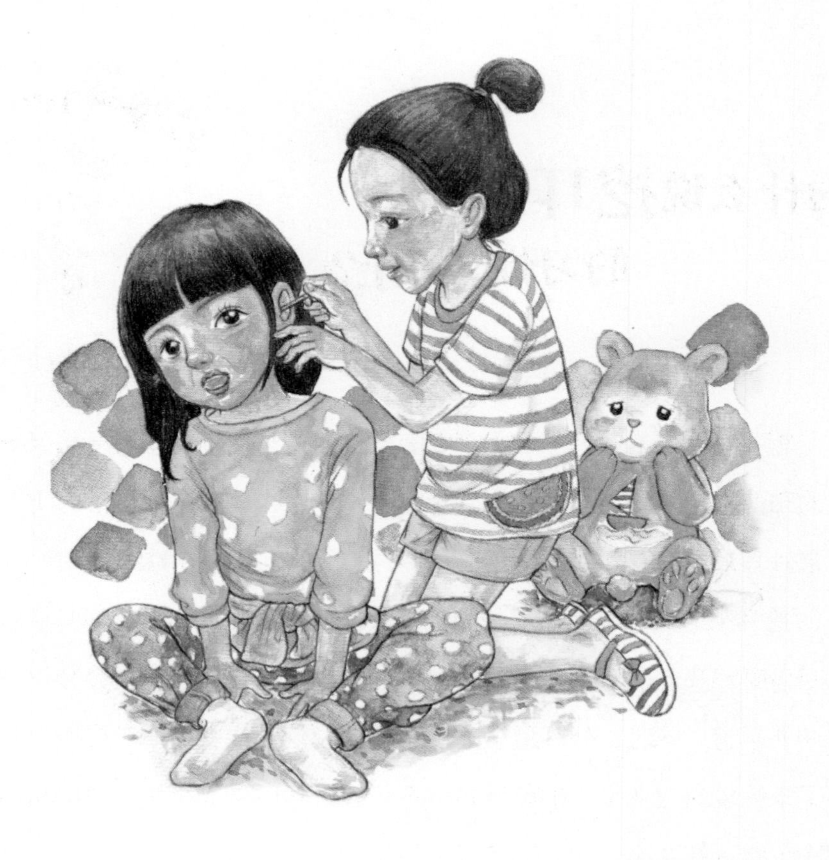

阻拦，它们就可以长驱直入，到了中耳后可能会咬坏我们的鼓膜，鼓膜损伤会造成耳聋。鼓膜一旦被损害，还有可能引发中耳炎，让我们苦不堪言。另外，如昆虫进入人的外耳道，它们就会咬食耳屎，而耳屎带有特殊的苦味儿，昆虫会马上敬而远之，自动退出外耳道。

挖耳朵还可能把外耳道给损伤，这可不是危言耸听的事儿。耳道里皮肤十分娇嫩，稍微一碰就会出血，这容易使外耳道引起细菌感染，发炎化脓。

当然，耳屎过多，也会让我们感到不舒服，怎么办？我们可以用干净的棉签轻轻伸进去卷几下，切不可用硬物去挖。

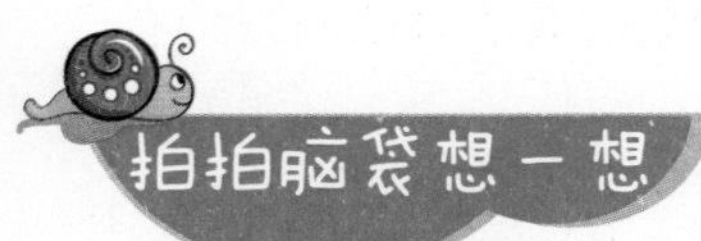

耳朵可以维持人的平衡吗？

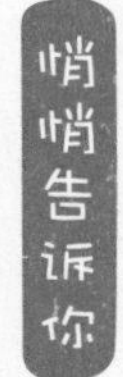

我们在日常生活中，做许多活动都需要平衡，如走路、乘车、骑车等都需要平衡。那么，我们是靠什么来保持平衡的呢？

这与我们耳朵里的平衡器官有关。耳朵既有听觉功能，又有保持平衡的功能。平衡器官主要由耳朵的前庭和三个半规管组成，能够感觉自身运动状态和头部在空间的位置。如运动员做鞍马倒立不会摔下来，也需要耳朵内的平衡器官帮助人体保持平衡状态。

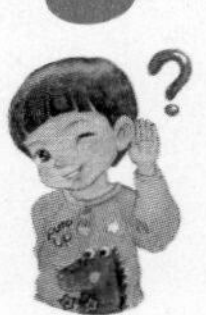

人通过训练可以增强平衡的能力，使自己拥有很高的平衡本领和良好的定向判断力。这是有些人能够在高空中走钢丝和能够做出高难度杂技动作的秘密所在。

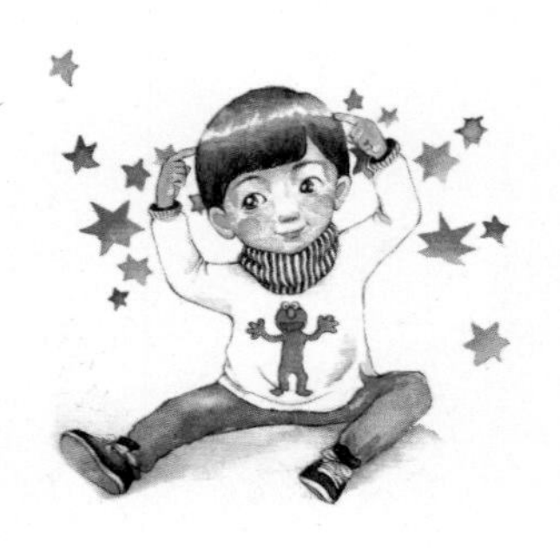

有人会晕车、晕船，是怎么回事呀？

一些人在乘车、乘船的时候，常常会晕车或晕船，出现面色苍白、呕吐等症状。这是怎么回事呢？原来，晕车、晕船与人的耳朵的结构有关呢。

人的内耳有前庭和半规管，其主要负责感受身体位置和调节平衡。当身体位置发生变化时，尤其乘车或乘船时车子或船发生剧烈摇晃，负责感受头部位置变动的感受器受到刺激，将产生的兴奋传到大脑，大脑就会命令全身做相应的平衡调整。容易晕车、晕船的人，他们的感受器特别敏感，神经系统的反应比较强烈，在受到摇晃后除感到眩晕外，相关的神经功能还会发生紊乱，导致胃肠蠕动。当这种肠胃活动超过个人的忍耐极限时，就会引起呕吐，出现相关的不适症状。这种晕车、晕船的现象，被称为晕动病。

还有，柴油、汽油对嗅觉器官的刺激，也会引起人的反胃；旅途中饥饿、疲劳、睡眠不足、情绪紧张等，也可以引起晕车反应。

晕车、晕船是人体平衡器官一时性的不适应，并不是生理上的缺陷。出现这种情况时，应该尽量减少头部的活动，也不要观看车外快速移动的树木和电线杆等。注意车内通风、防止闷热，是解除恶心的最好办法。

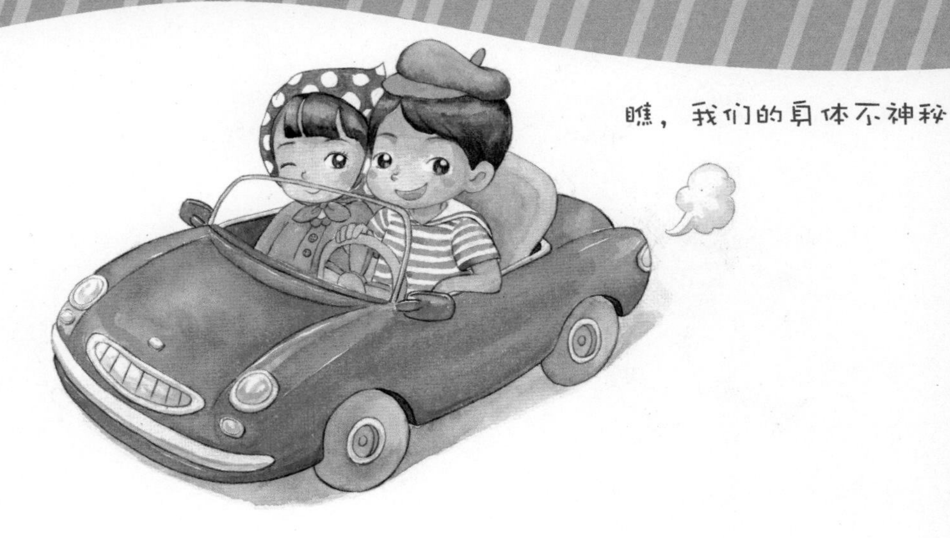

有晕动病的少年朋友，平日要坚持体育锻炼，提高身体平衡器官的适应能力。

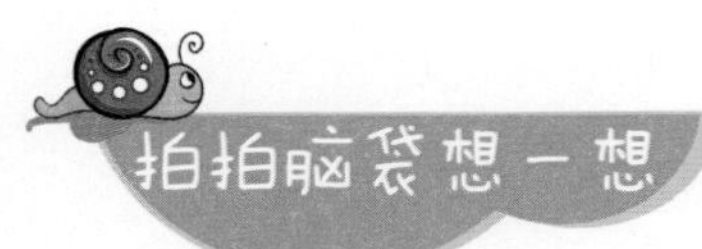

你知道防止晕车、晕船的方法吗？

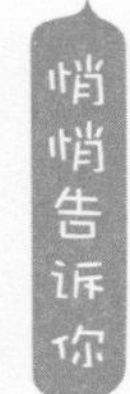

防止晕车、晕船最常用的办法就是服用防晕车、晕船的药物，也就是我们一般所说的晕车药。除此外，民间还有一些有效的偏方防止晕车、晕船。

其一，行走之前，在家里将鲜姜切成薄片放到塑料袋里。行驶途中感到有点晕时，将鲜姜片拿在手里，随时放在鼻孔下面闻一闻，也可以直接食用，能有效减轻晕车、晕船症状。

其二，将新鲜橘皮表面朝外，向内对折，然后对准鼻孔迅速挤压，将橘皮喷出的油雾吸入。这个方法在乘车前或途中都可使用，也可以有效缓解晕车、晕船症状。

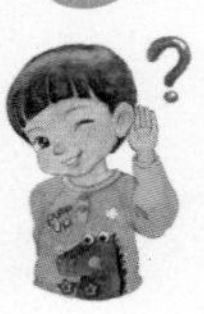

其三，在行驶途中，将风油精涂抹在太阳穴或风池穴，也可以放在鼻孔下闻一闻，这样的方法可以减轻晕的症状。

其四，乘车、乘船之前喝一杯加醋的温开水，途中也可减轻晕车。

其五，乘车前取伤湿止痛膏贴于肚脐眼处，对有些人防止晕车效果明显。

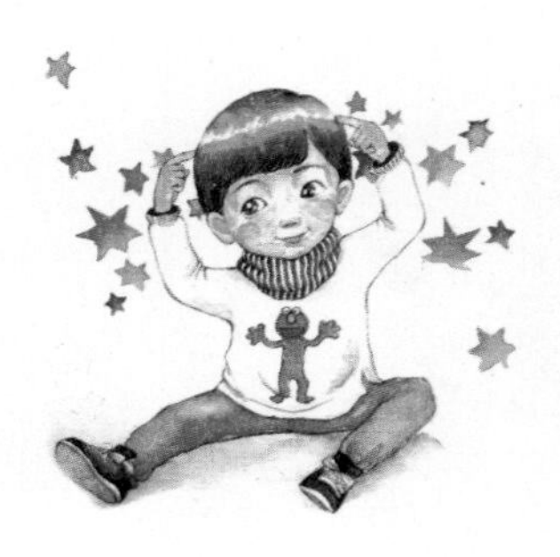

脑袋大的人一定聪明吗？

我们常见一些大脑袋的人，也经常听到这样的话：“他的脑袋这样大，一定很聪明！”我们不禁要问，脑袋大的人一定聪明吗？

人类所以被称为“万物之灵”，就是因为人类拥有一个发达的大脑袋。在动物世界中，类人猿的智力名列前茅，但它们的脑容量也远远不及人类。黑猩猩的脑容量420毫升，大猩猩接近500毫升，猿人的脑容量为1450毫升，北京猿人为1075毫升，蓝田猿人只有850毫升，现代人则达1400毫升。在人类社会中，刚生下来的婴儿脑容量只有390毫升左右，随着他渐渐长大成人，脑子开始变重、变大，智力也得到了高度发展；到了老年，脑子的容量减少了，智力水平也随之而下降。这些似乎都证明脑袋大就聪明的道理。

不过，有些动物的脑袋小，也表现得很聪明。例如，脑袋小的老鼠，比脑袋稍大一些的兔子记忆力强些。有些动物的脑袋要比人的脑袋大得多，但并不能说明这些动物比人聪明。例如，最大的哺乳动物鲸脑容量7000毫升，象的脑容量5000毫升，都比人多好几倍，而它们的智力却不能与人类相媲美。

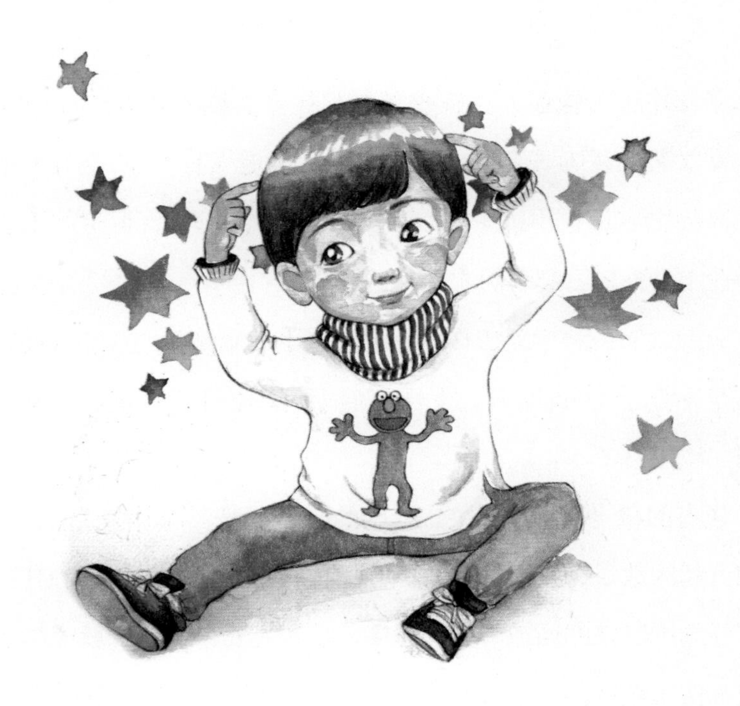

为了能比较准确地表示脑的发达程度，俄罗斯人类学家用一个指数：脑容量 × 脑容量 / 体重，来表示脑的发达程度，指数越大，脑越发达。他们得出的指数结果是，老鼠为 0.19，长臂猿为 2.51，类人猿为 7.35，人是 32.0。

有人或许认为，在人类中脑容量大的一定会聪明吧？可从下列一组数据来看，似乎却又不是。俄国著名文学家屠格涅夫的脑容量为 2012 毫升，应该说是比较重的。然而，有些世界名人脑容量并不大。发现了许多数学定理和公式的德国大数学家高斯的脑容量 1492 毫升，世界闻名的意大利诗人但丁脑容量 1420 毫升，与一般人差不多，但他们的智力水平都超出了普通人。有些名人的脑容量甚至更小，如 1921 年获诺贝尔文学奖的法国著名小说家法郎士脑容量只有 1 017 毫升，德国化学家本森的脑容量也不过 1 259 毫升，比一般人都轻，但这并不影响他们在事业上发挥自己的聪明才智。

就此，有的科学家曾作过研究。对于一个健康的成年人而言，男性脑容量不低于 1 000 毫升，女性不低于 900 毫升，就不会影响其智力的发展。

还有的科学家认为，决定人脑的聪明情况、智力高低的，是脑神经细胞突起的数目和复杂程度。那些树杈状的突起称为树突，其构成与其他神经细胞联络的通道。树突越多，结构越复杂，大脑就能越多而快地接受并使用信息。

还有，人的大脑中有许多沟回增加了大脑皮层的面积，增加了大脑皮层的细胞数量。所以，脑袋小不一定大脑细胞少，脑袋大也不一定大脑细胞多。所以，不能以脑袋大小来判定一个人是否聪明。

再者，除了先天的遗传素质外，人的聪明才智在很大程度上取决于他所受到的教育和训练。那些由于脑袋小而懊恼的少年朋友们，完全可以放下这个思想包袱。同样，少数因自己的脑袋大而自鸣得意的人，切莫放松学习。在智力水平相当的情况下，人的成功主要靠后天的积极学习和努力，靠不断地实践和思索，靠不断地拼搏和追求。

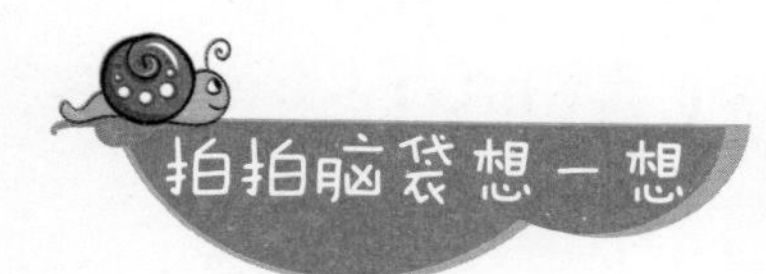

脑由哪几部分组成，各有什么功能呀？

悄悄告诉你

脑是神经系统的指挥中心，神经活动的总枢纽，是人体的最高司令部。脑的形状像剥去外壳的核桃仁，里面有许许多多的神经细胞，整理筛选着传入的信息，指挥着身体做出无数不同的运动。这可是一个耗氧的工作，它消耗的氧几乎占整个身体用氧量的1/5。

具体说来，脑可分为大脑、小脑和脑干三部分。

大脑主要由两个半球组成。大脑半球的表皮是灰质，也叫大脑皮层。大脑皮层是调节人体生理活动的最高级中枢，这里有管理运动的躯体运动中枢，有管理视觉的视觉中枢，有管理听觉的听觉中枢等。从写字、读书、说话到创作、发明，都是大脑在指挥。大脑使得人具备了抽象思维和意识功能，这也是人类与其他动物相区别的标志之一。

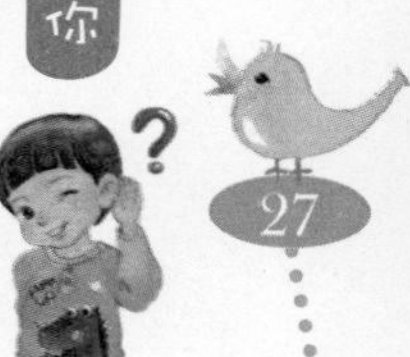

小脑位于脑干的背面，大脑的后下方。小脑的重要功能是协调，维持身体平衡。

脑干是脑的最下部，位于脊髓的上面，下与脊髓相连。脑干的功能主要是维持人体的生命活动，包括心跳、呼吸、血压等重要的生理功能，一旦这部分受到损伤，生命活动就会立即停止，所以说，脑干控制着人的生命中枢。

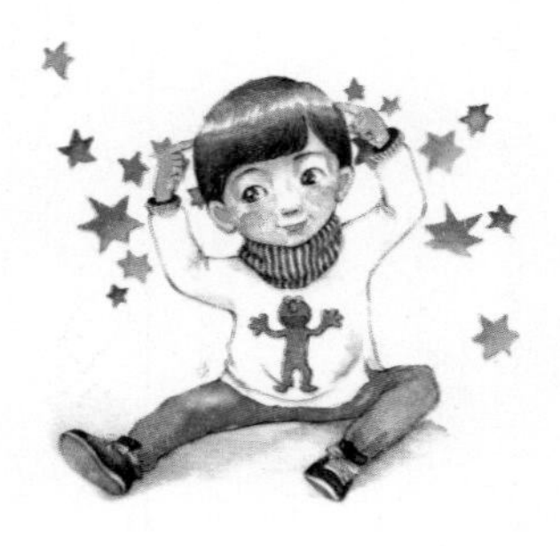

脑子越用越灵吗?

机器越用就越容易失灵，这是人们知道的常识。那么，大脑越用会怎样呢?

有人用老鼠做过实验，他们把一窝刚生下来的小老鼠分成三组，一组关在笼子里；一组“禁闭”起来，不让它们看东西和听声音；一组加以“训练”。喂养了1个月后，取这三组老鼠的大脑皮层进行研究比较，结果发现，经过“训练”的老鼠大脑皮层结构最为发达。

人的大脑比动物发达得多，这固然与遗传有关，但若单靠遗传而没有及时对其加以必要的开发和使用，大脑也会退化。这和“用进废退”的道理一样，那些经常活动的大脑部位，它的发育就会很好，活动能力也会增强。这也是大脑产生新功能的生理基础。

生理学的研究表明，以突触（神经细胞之间的接触部位）为主的大脑网络系统在不断学习的情况下，会迅速“发芽长枝”，构成越来越复杂的联系，从而使大脑皮层结构更加复杂，更加灵活。如果人的大脑长期没有新的学习上的刺激，突触的“发芽长枝”就会受到限制，甚至出现萎缩，发生遗忘和思路不通畅等现象。

研究表明，位于大脑颞叶内侧的海马区是记忆的中心。加拿大著名

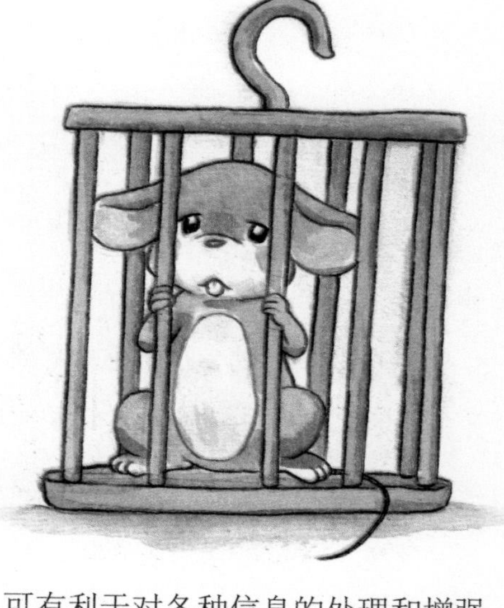

神经外科医生彭菲尔德以局部麻醉的方法，让患者在清醒状态下接受手术，当用微电极刺激海马区时，患者能突然回忆起童年唱过的歌词。一个人如切除双侧颞叶，记忆功能就会受到损伤。但是给海马回路强刺激之后，神经传导速度加快，可有利于对各种信息的处理和增强记忆。

就此，专家们认为记忆是一个极为复杂的程序系统，每 10 秒大脑可接收 1 000 万个信息单位（其中视觉 400 万个，触觉 500 万个，听觉、嗅觉、味觉 100 万个），大脑皮层将这些接踵而来的信息进行分析和综合处理后，贮藏到颞叶及附近部位。如果颞叶等部位受到损伤，记忆就会减弱或丧失。

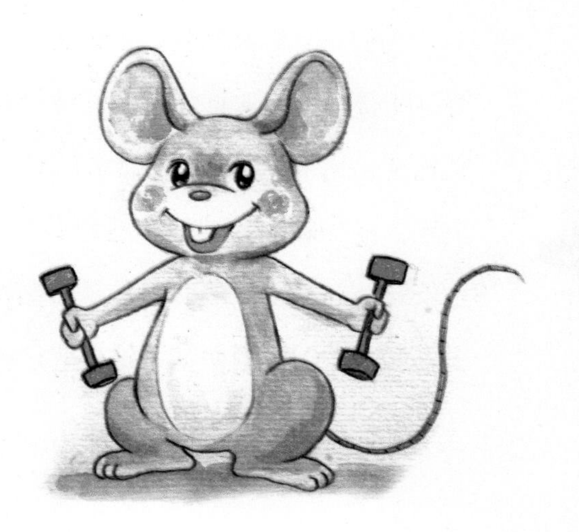

神经细胞也叫神经元，人的大脑皮层大约由140亿个神经细胞组成。对人而言，这么多的脑细胞足够使用一生了。有人计算过，如果一个人活到100岁，其经常运用的脑神经细胞大约只有10亿个，还有80%～90%的脑神经细胞没动用。

生命在于运动，这是生物界的一个普遍规律。人的机体，用则灵，不用则衰，脑子用得勤的人肯定聪明。因为这些勤于用脑的人，脑血管经常处于舒展的状态，神经细胞得到了很好的保养，从而使大脑更加发达，避免了大脑的早衰。相反，那些懒于用脑思考的人，由于大脑受到的信息刺激比较少，甚至没有，大脑很可能就会早衰。这跟机器是一样的，机器搁在那里不用就要生锈，经常运转就很润滑。

外国就有过这样的研究，科学家观察了一定数量的20～70岁的人，发现长期从事脑力劳动的人，到了60岁时仍能保持敏捷的思维能力；而那些终日无所事事的懒人，其大脑早衰的比例大大高于前者。

我们只有经常动脑，勤奋学习，才能让神经功能得到强化，脑的发育不断得到完善，增强记忆。神经细胞之间的连接依赖于突触，即树突和轴突，它们相当于线路上的开关。一个神经细胞有1000～10000个突触，能接收来自其他神经细胞3000～10000个信息单位。人的可塑性就是依靠这些突触实现的。所以说常用脑思考的人，脑细胞的突触就多，反之就少，因而脑子越用就会越灵。

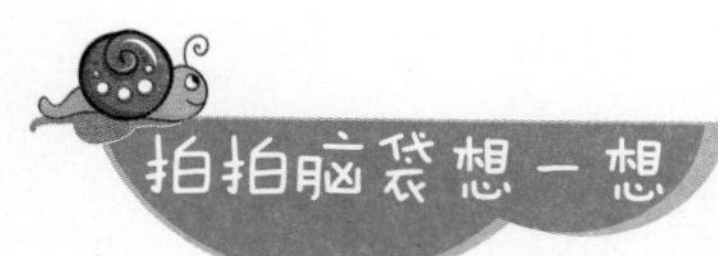

人体的生物钟能够走多少年？

悄悄告诉你

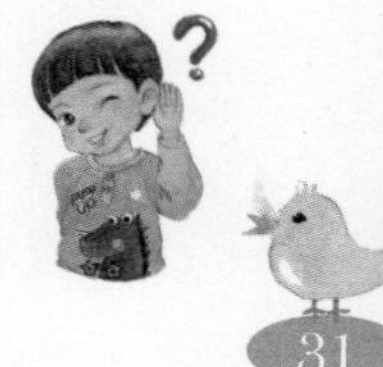

人的许多活动都是靠人体生物钟管理的。那么，人体的生物钟在哪里？

科学家认为，人体的生物钟在松果体里面。科学家作出这样判断的依据是，让雄鸡按时啼鸣的“钟”就存在松果体里。以此推论，人的生物钟也可能会在松果体里。在我们的生活中，人体的一些活动似乎有一个“钟”在控制着。

人的身体有心跳、呼吸等有节律的活动，而我们生活中最明显的节律就是清醒和睡眠的相互交换。到了晚上我们会因疲倦而睡眠，一方面是由于白天工作了一整天，疲倦了，另一方面也是体内生物钟在起作用。当我们到时差较大的地方时，会感到不适应，其实就是生物钟还没有调节过来。生物钟有序地工作，才使得我们能够有规律地学习和生活。

那么，人体的生物钟会走多久？科学家告诉我们，生物钟可以走100多年。

我们了解生物钟的规律后，可以科学地安排自己的学习和休息。

对生物钟的研究表明，早晨6～7时、上午10～11时、晚上7时左右记忆力最佳，这些时间可以安排学习；下午4～6时则为“健康时间”，最适宜锻炼身体；下午3时左右手指最灵活，适于做手工劳动等。不过，有些数据是相对而言的，不同民族、不同地区、不同种别的人，因生活习惯、生活方式、地理环境各不相同，生物钟也有所不同，所以不能生搬硬套，否则只会适得其反。

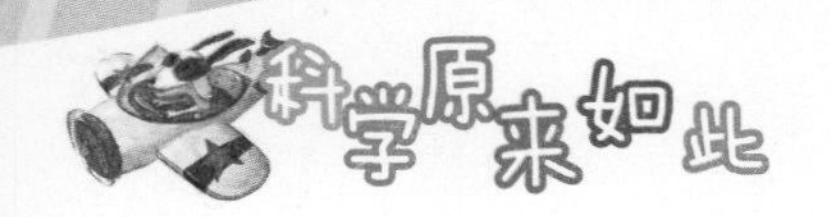

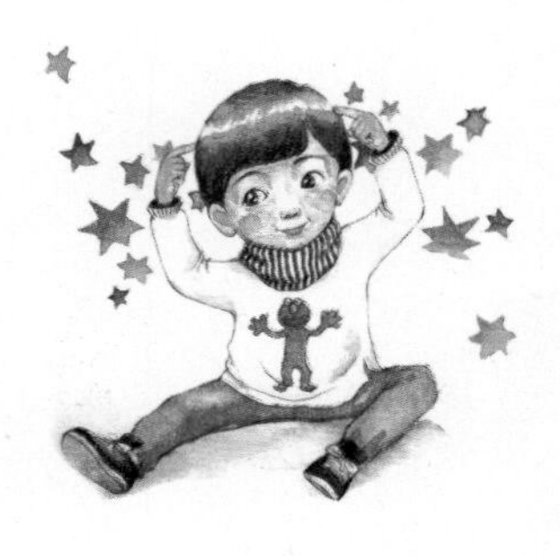

人比动物聪明在哪里?

人为万物之灵，可人比动物灵在哪里?

科学家从动物的脑重、大脑沟与回的组成上看，都不足以说明人比动物要聪明。

那么，人脑的优势到底“优”在哪里呢?

第一，人脑的神经细胞多。神经细胞是行使人体各项功能的主角，一个人的大脑中约含有140亿个神经细胞。章鱼的脑在无脊椎动物中是最大的，约与鱼脑相仿，由约1.7亿个神经细胞组成；大象的大脑皮层神经细胞总数为85亿个；鲸的大脑皮层神经细胞总数为94亿个。在神经细胞的数量上，其他动物都无法跟人相比。神经细胞上有许多突起，突起与突起的互相结合，构成了不同组织和细胞之间网络般的紧密联系。

第二，分工差异明显。人的大脑表面被较大的沟与回分成四部分。其中有支配思维、意志和情感的中枢区域，这些是人类创造精神文明的物质基础。

根据测定，人类的额叶（位于大脑皮层的前端）特别发达，约占整个大脑表面积的41%；而黑猩猩的额叶占大脑表面积的比例只有17%，狗为7%，兔子为2%。这样一比较，人类具有丰富的情感也就

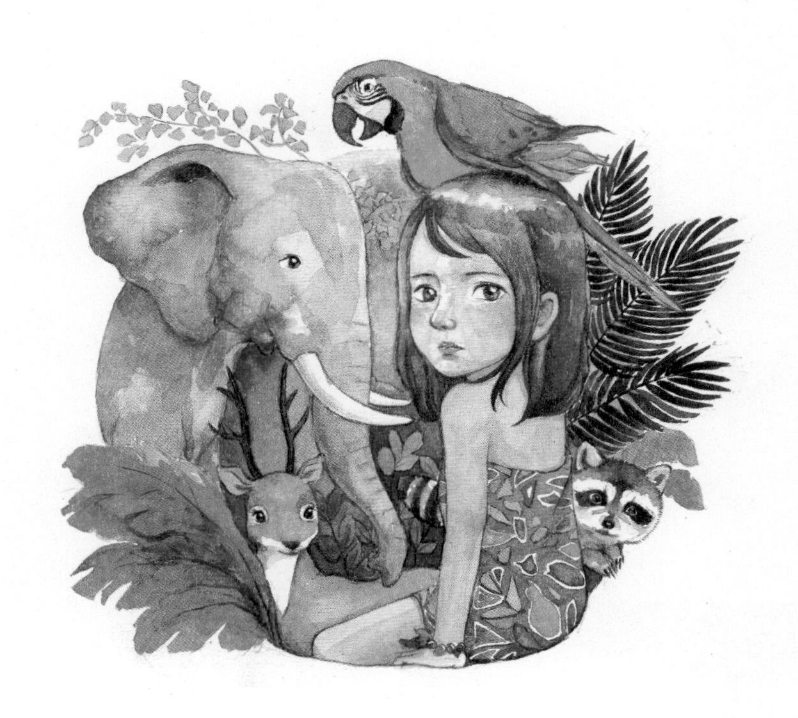

不足为奇了。而决定智力的区域动物根本就没有。

人的胼胝体（联系两个大脑半球的神经纤维）共包含有2亿～3.5亿根神经纤维，而狗的胼胝体中只有2200万根神经纤维。

从大脑皮层结构上看，最突出的是影响语言功能的区域，人脑左半球分化出了许多专门用于开发语言功能的区域，而这却是动物所没有的。

就此我们可以看出，只有人类有智力功能，其他动物是没有智力功能的。

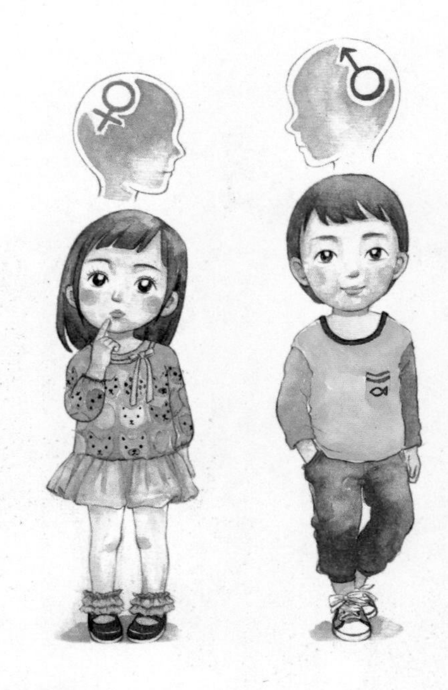

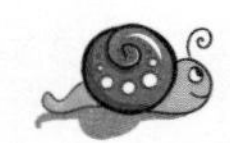

拍拍脑袋想一想

人有男女之别，人的脑子也有男女差别吗？

人有男女之别，尤其是性器官的不同。那么，人的脑子也有男女差别吗？

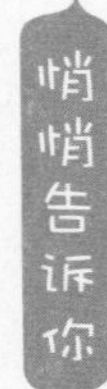

男女的脑子差别虽不明显，但在胎儿期和幼儿期就已经显露出来。一般来说，人脑是有差别的，尤其是男性与女性之间，大脑也有较大差异的。一般来说，男性的右脑比较发达，因而他们的左眼和左耳比较敏感。女性的左脑比较发达，所以女性的右眼和右耳要灵敏些。同时，女性的语言能力要比男性强，婴儿时期开口说话的时间也早，这是大家都知道的。这与语言能力受左脑控制的生理实际完全吻合。

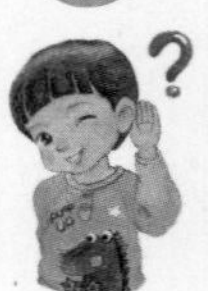

另外，这也说明了脑子在某些方面是存在交叉管理的，即左侧的大脑对身体右侧进行管理，而右侧的大脑对身体左侧进行管理。

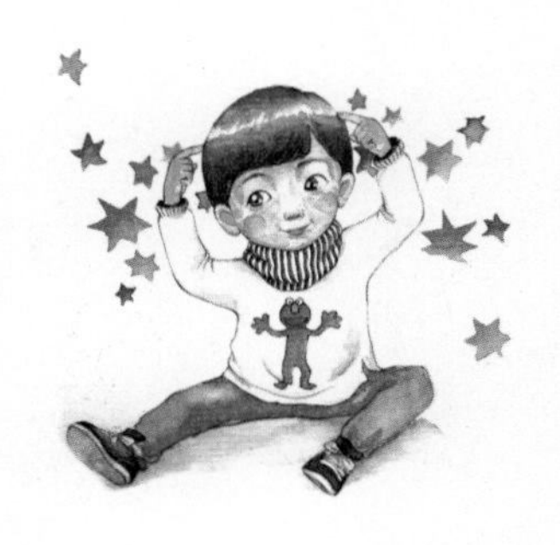

人为什么会忘事儿？

大家都会遇到过忘事儿的经历吧？有时候或感到不好意思，有时候会感到莫名其妙。你知道这是怎么回事吗？

记忆是大脑的信息储存库，这些信息都会被锁在人们的大脑里。通常，记忆分为短时记忆和长时记忆两种。“短时记忆”只能保持几秒，如你接一个临时的电话，可以记住几秒，再以后就不会记起来。“长时记忆”则能够保持很长时间，甚至终生都不会忘记。

背书时，我们通常只要花很短的时间就将书中内容记下来了，但一转眼，刚记下的内容就又忘记了。如果要长时间记忆某些事情，则要不断强化巩固，这叫温故而知新。

人们之所以对有些事情忘得快，也与记忆者漫不经心有关。也就是说，你所记忆的事情不重要，或与你的关系不大，你往往就没有用心去记，所以忘记也正常。如果所记忆的事情非常重要，而且还和你有很大的关系，恐怕你就会记得相当牢。这也说明记忆的牢固程度与事情的重要程度、自己的心情以及与自己的关系密切程度有关。

人在青少年时期记忆力特别旺盛，而到了中年后，因为工作和家务劳动繁重，精力往往不易集中，因而记忆力不如以前了。有研究表明，近年来 25 ～ 35 岁的年轻人患健忘症的愈来愈多，而其中大部分人都爱

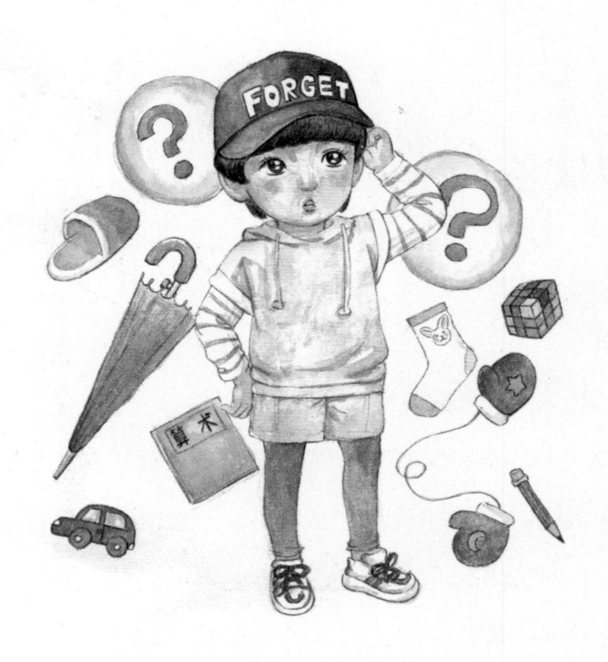

用电子产品。经检查，这些患者的脑神经细胞没有任何异常，只是大脑的血流量低。可见，良好的用脑习惯对记忆也很重要。

一些小朋友或许要问，“记忆”是怎样忘却的呢？这种“忘却”究竟是在脑中消失啦，还是储藏起来了？许多科学家更倾向于暂时储存说，原因是人脑储存的信息毕生也装不满，“智慧的仓库”永远能够装进任何信息。同时，已经忘了的事情经提醒后又会记起来。这说明“记忆”其实并没有丢失。实验发现，设法刺激脑的某些部位，也能够使人想起早已“忘”却的事情。

疲劳常常妨碍脑的思维活动，使脑功能发生暂时的生理性失调。通过睡眠和休息，人们又可以重新获得高度集中的注意力和良好的记忆力，进行积极的思维。

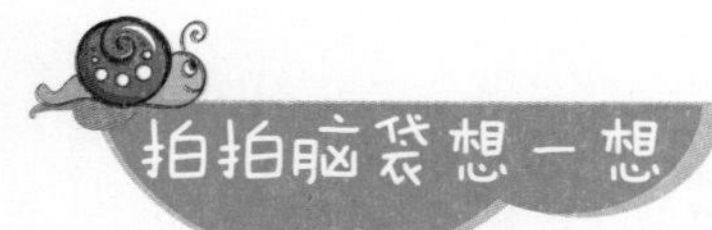

看书久了为什么会头晕？

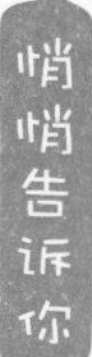

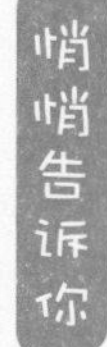

小朋友，不知道你有没有这样的体验：看书久了会觉得头晕。你知道这是怎么回事吗？

原来，大脑中用功时所需要的血液要比肌肉工作时需要的血液多15～25倍。可见，用脑学习是一种耗氧运动，消耗的能量也比较多。人在看书时，由于流经脑细胞的积血过多，使得脑细胞长时间处于膨胀状态，所以人会觉得头晕。休息一下，活动一下身体，让血液流经脑的血液量减少，脑子就会清醒起来。

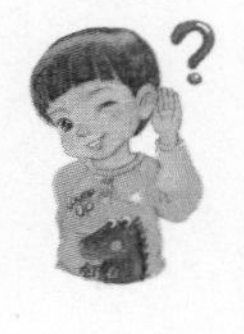

还有，如果你看书时采取的姿势不对，导致大脑供血不良，也会出现头晕。

如果室内空气不够流通，也会导致大脑缺氧，这个时候应该休息10分钟，并在窗边做几次深呼吸，以保证大脑的清醒。

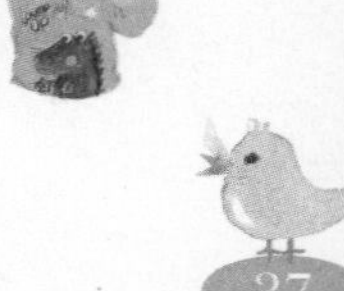

如果你血气不足，不光看书头晕，而且看别的东西也头晕，那你就应该去医院检查一下身体了。

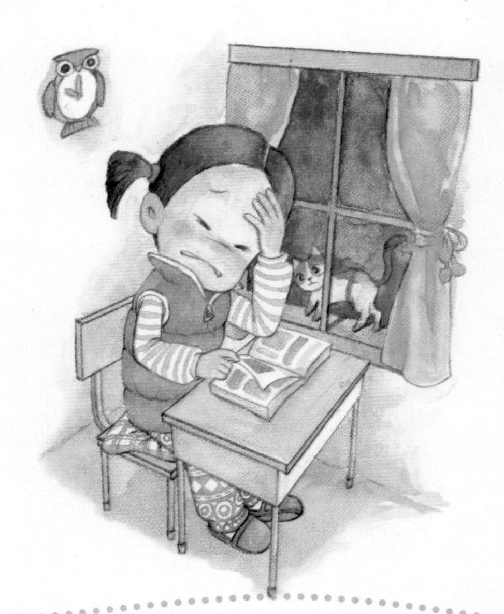

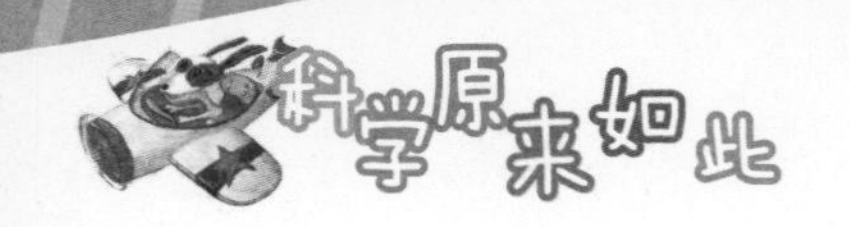

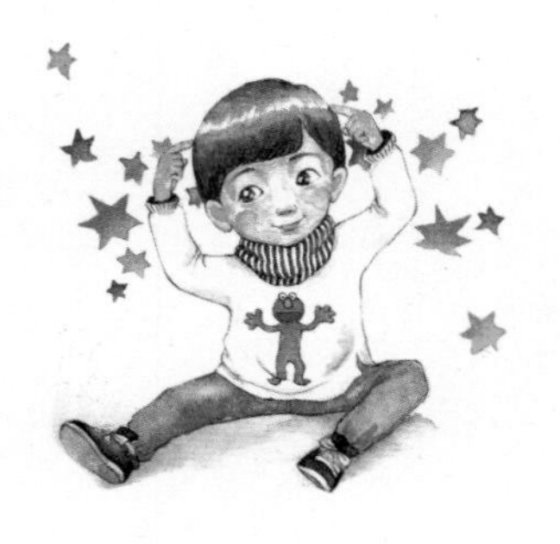

人为什么会说梦话?

你有说梦话的习惯吗?

大脑是由很多神经细胞组成的，我们的一言一行、一举一动都是受大脑里的神经细胞管理的。这些神经细胞有着不同的分工，有的负责运动，有的负责语言。人在睡觉时，大脑并没有完全处于休眠状态，有一部分神经细胞可能没有休息，这就是人睡得不熟的时候。因为脑神经细胞还在活动，所以有的人就会做梦。如果是负责记忆的细胞没有休息，梦中就会重现以前经历过的事情；如果是负责言语的那部分神经细胞处于兴奋状态，其就会指挥人不知不觉地说话，这就是梦话；如果是负责运动的细胞仍在工作，还可能指挥人下床走一圈或做些事情，然后上床继续睡觉，这就是梦游。梦游的人根本记不住晚上自己干了些什么。

不过，说梦话根本与做梦无关。因为几乎所有说梦话的现象，都是在沉睡阶段发生的，沉睡阶段是不会做梦的。

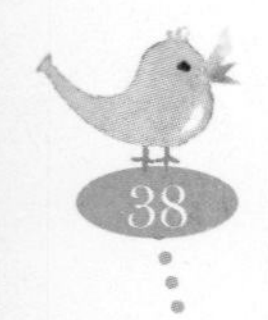

小孩子也有说梦话的现象，这与心理压力有关。此时，大人要多给孩子一些关心和爱护，多陪陪孩子，帮助孩子结交新朋友，让孩子之间多接触。父母也要学会调节自我心理状态，以良好的心态对待工作和生活，为孩子营造一个轻松、温暖的成长环境。

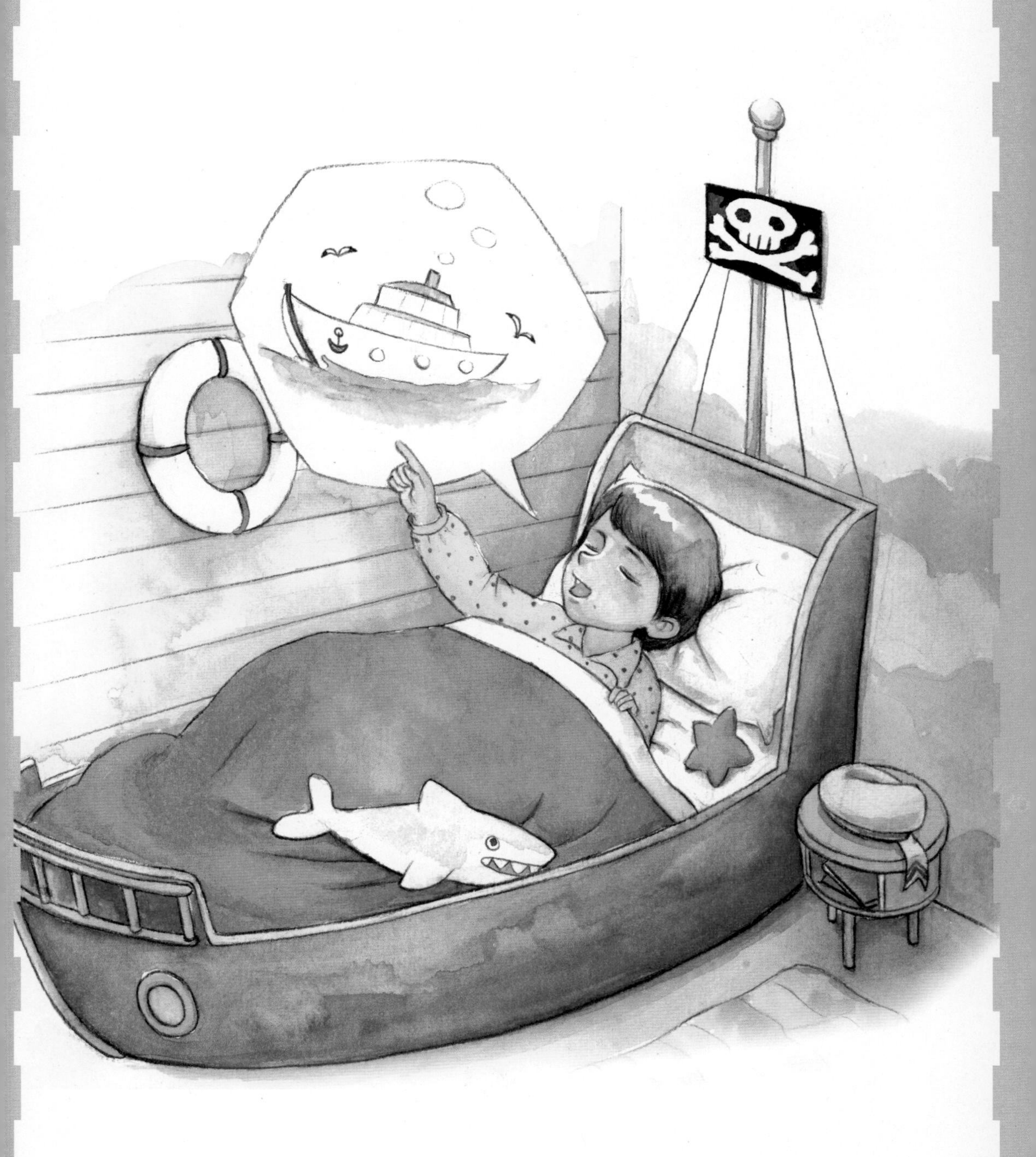

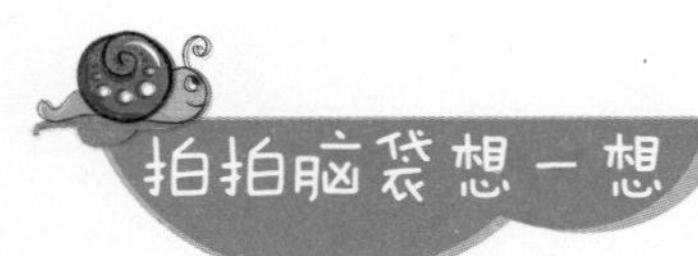

人为什么要睡觉？

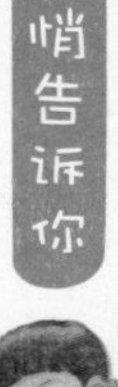

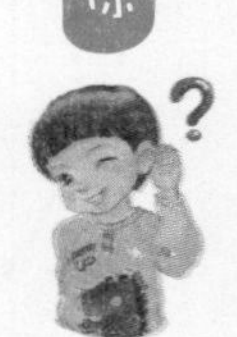

经过一天的工作、学习等活动后，人体会发生疲倦，大脑的兴奋过程就会减弱，抑制过程就会不断加强，从而导致人的困倦，进入睡眠状态。

几乎每个人在忙碌了一天之后，都会感到很疲劳，都想美美地睡上一觉。睡觉似乎是我们一天的“必修课”。你可知道也有一辈子不睡觉的人，那是极少数的。人要睡觉是一种生理反应，是大脑神经活动的一部分，是大脑皮层内神经细胞继续兴奋之后产生了抑制的结果。当抑制作用在大脑皮层内占优势的时候，人就会睡觉。

人的一切活动都是在大脑的指挥下完成的。脑细胞在工作时会消耗大量的能量，因而会出现疲劳。俗话说，“不会休息，就不会工作”，睡眠对人来说十分重要。大脑疲劳时，脑细胞就会主动从兴奋状态转化为抑制状态，要求人进行睡眠。

在一天的活动后，人体可以积蓄很多的二氧化碳、乳酸和尿素等代谢废物，我们可以在睡眠中将这些物质运转排泄出体外。同时，我们还可以通过睡眠获得充分的能量，使人体不断补充新的精力，更好地工作和学习。

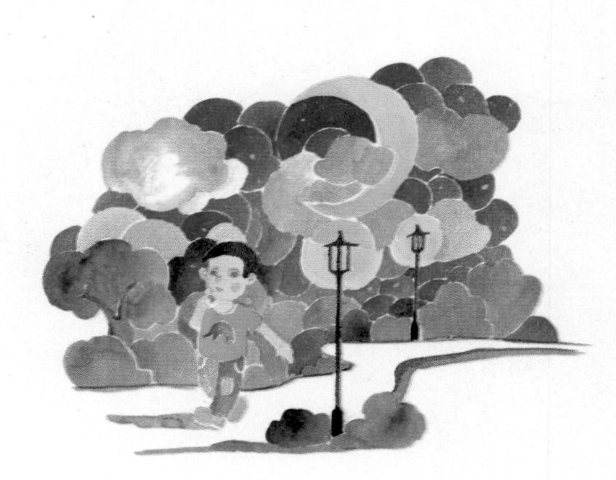

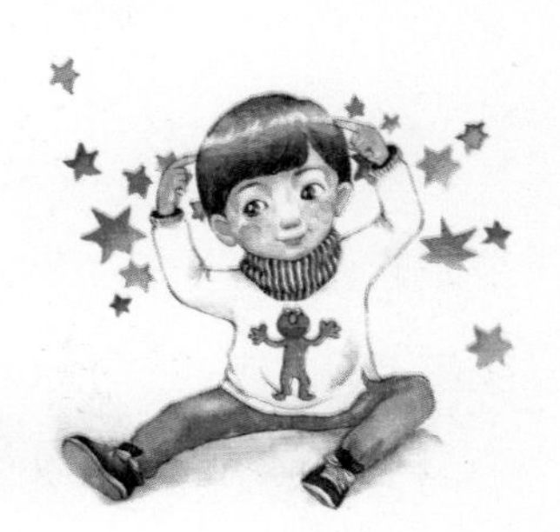

有些人睡觉时为什么会打呼噜？

打鼾，俗称打呼噜，它是由于呼吸过程中气流高速通过上呼吸道的狭窄部位时，振动气道周围的软组织而引起。打鼾在吸气过程中表现得较为明显，呼气过程中也可发生。这种声音有时可高达 80 分贝，不亚于繁华大街上的汽车噪声。屋里只要有一个人打呼噜，就会影响到同屋的其他人。那么，为什么有的人睡着了会打呼噜呢？

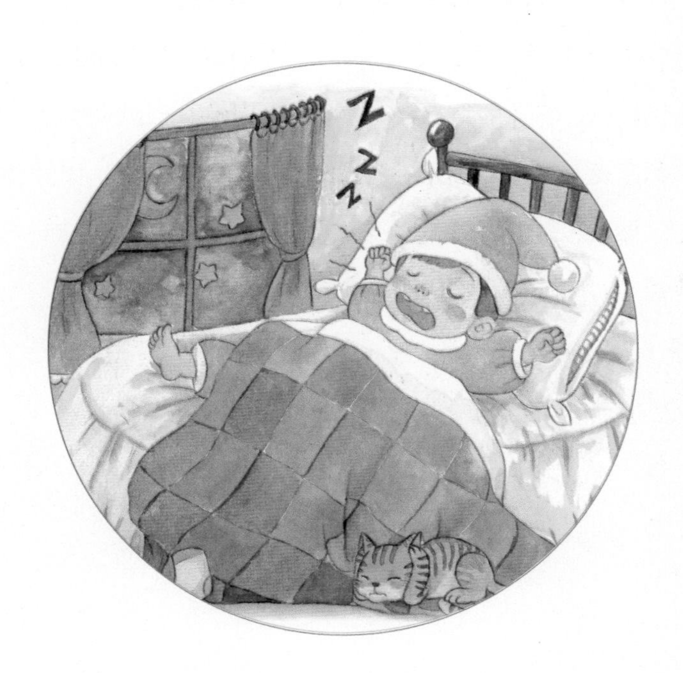

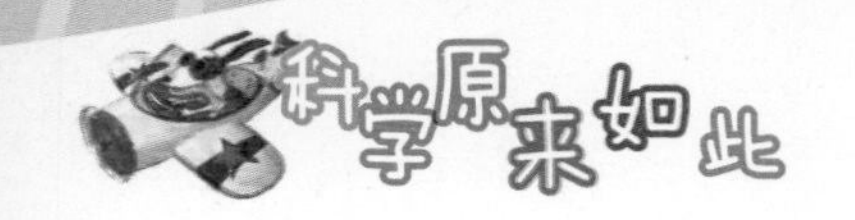

打呼噜的人睡觉时多半都张着嘴，大口地呼气和吸气。他们为什么要张着大嘴呼吸呢？有的人是习惯，有的人是因为得了伤风感冒、气管炎等毛病，呼吸道不通畅，只好用嘴呼吸。而人睡着以后，管理全身肌肉的神经细胞几乎全休息了，肌肉也就放松下来。这时候，口腔顶部靠后的悬雍垂（俗称小舌头）搭拉下来，正好挡在嗓门眼上，空气一进一出不那么畅通，受到了阻碍，于是就出现了打呼噜的声音。

事实上，任何可引起鼻、咽喉等处气道狭窄的因素都会促使打呼噜发生。肥胖者颈部沉积了过多的脂肪，导致呼吸道比较狭窄，所以肥胖的人往往都有打呼噜的习惯。也有些患者白天时气道无异常，但睡觉时由于气道周围肌肉张力减低，加之仰卧位睡眠时舌根后坠，同样可引起气道狭窄，影响气流的顺利通过。

打呼噜的发生与年龄也有关系，儿童及青少年中虽然也有打呼噜的，但所占比例较低。老人打呼噜的比例较高，这可能是因为老年人身体衰弱，肌肉组织比较松弛，小舌头容易搭拉下来的缘故。男性 35 岁以后或女性更年期后，其打呼噜的概率就会上升，这与老年肥胖、肌肉功能减退等因素均有密切关系。

另外，人如果劳累过度，睡得很沉，也容易打呼噜。

那么，我们该怎么防止打呼噜呢？大家不妨做到如下几点：白天不要过度劳累；睡前不要从事刺激的活动；侧睡；避免吸烟、饮酒和服用刺激性药物；保持健康的体重。

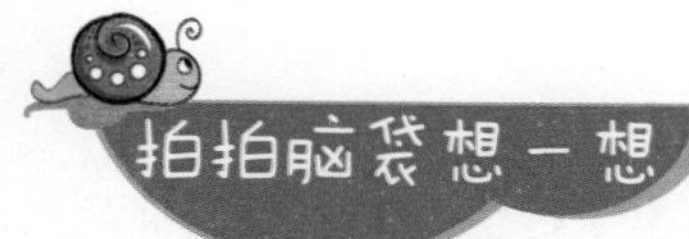

怎样才能睡眠好？

悄悄告诉你

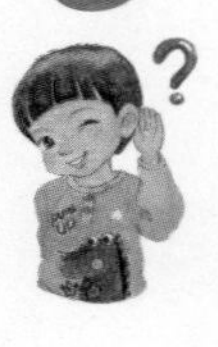

睡眠是人们生活中的一件大事。当人在疲劳的时候，睡个好觉，能让人感到头脑清醒，学习、工作和生活都充满着活力；没有睡好觉，会让人感到浑身无力，食不甘味，神不守舍。长期失眠则更令人精神萎靡不振。那么，怎么睡个好觉呢？

一、避免在声音太强或光线太亮的环境里睡觉。声音和光的刺激会作用于大脑，使神经细胞兴奋，久不能入睡。

二、注意饮食的合理搭配。早餐要吃饱，午餐要吃好，晚餐要吃少。如果晚餐吃得太饱或空腹，都会影响睡眠。睡觉前不能喝浓茶、咖啡等，免得刺激神经兴奋，影响睡眠。

三、睡前尽量不工作和进行娱乐活动，也不要从事过分紧张的脑力活动。睡前最好做些能放松身心的活动，如洗个热水澡，读些消遣性的书刊、报纸，看看轻松的电视节目，听听柔和抒情的轻音乐，这些活动都有利于睡眠。

四、形成良好的习惯，让床只用于睡眠，不要在床上工作。

五、采用合适的睡姿。人的心脏位置在胸部略偏左，因此健康的人最好不要采用左侧位睡觉，免得压迫心脏；仰卧睡眠时，手也不要放在胸部，避免心脏受压迫而做噩梦。对于一个健康人来说，睡眠的最好体位应该是右侧位或仰卧，这样既不会压迫心脏，又利于四肢机体的放松休息。另外，睡觉时不要将上肢放到头部以上。

六、床铺的硬软适宜。小学生不要睡钢丝床、席梦思床等，枕头一般在10厘米高左右。

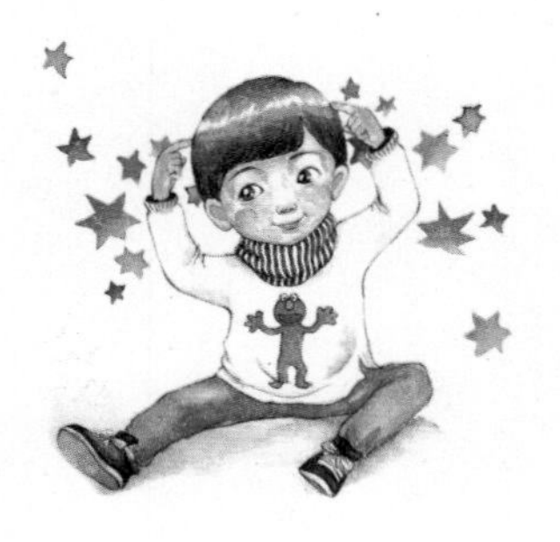

人睡觉时为什么要用枕头？

我们睡觉时都喜欢在脑袋下垫一个枕头。可人睡觉时为什么要用枕头呢？

睡觉是人生不可忽视的大事，成年人一天要睡 8 个小时。枕头对人体健康有重要作用，所以垫枕头也是人生中的大事，很有学问。

如果晚上睡觉不垫枕头，头部的位置就比心脏低，那么流到头部的血液会增多，头部血管就会充血。时间久了，人就会感到头昏脑胀，而且眼睑水肿，影响睡眠，进而影响第二天的学习或工作效率。人们睡觉采用侧卧位时，不枕枕头还会使人的头歪向肩膀的一侧，使人感到很不舒服，睡觉时间长了还会使脖子上的肌肉过度疲劳，变得又硬又痛，转动很不灵活，这就是人们常说的“落枕”。

睡觉时垫上一个枕头，就不会出现以上这些情况了。不过，头垫高了，胸部也会稍微提升些。这样的话，下半身的血液可以回流得慢一些，心脏的负担也会减轻一些。如果枕头低了，血液向头部上涌，心跳加强，会增加心脏负担，人也不容易入睡。如果采取仰睡姿势，头部下垫一个枕头，胸部不再着实贴床，这样还有利于呼吸，因颈部略向前弯，颈部肌肉可以放松，第二天起床时，颈部也不会觉得酸痛。

所以说，枕头的作用是睡觉时垫在头颈部下面，使颈椎在人睡觉时也能够维持正常的生理弧度，并使颈部相关的组织、器官在人睡觉时与整个人体一起放松与休息。这样的睡眠效果最好。

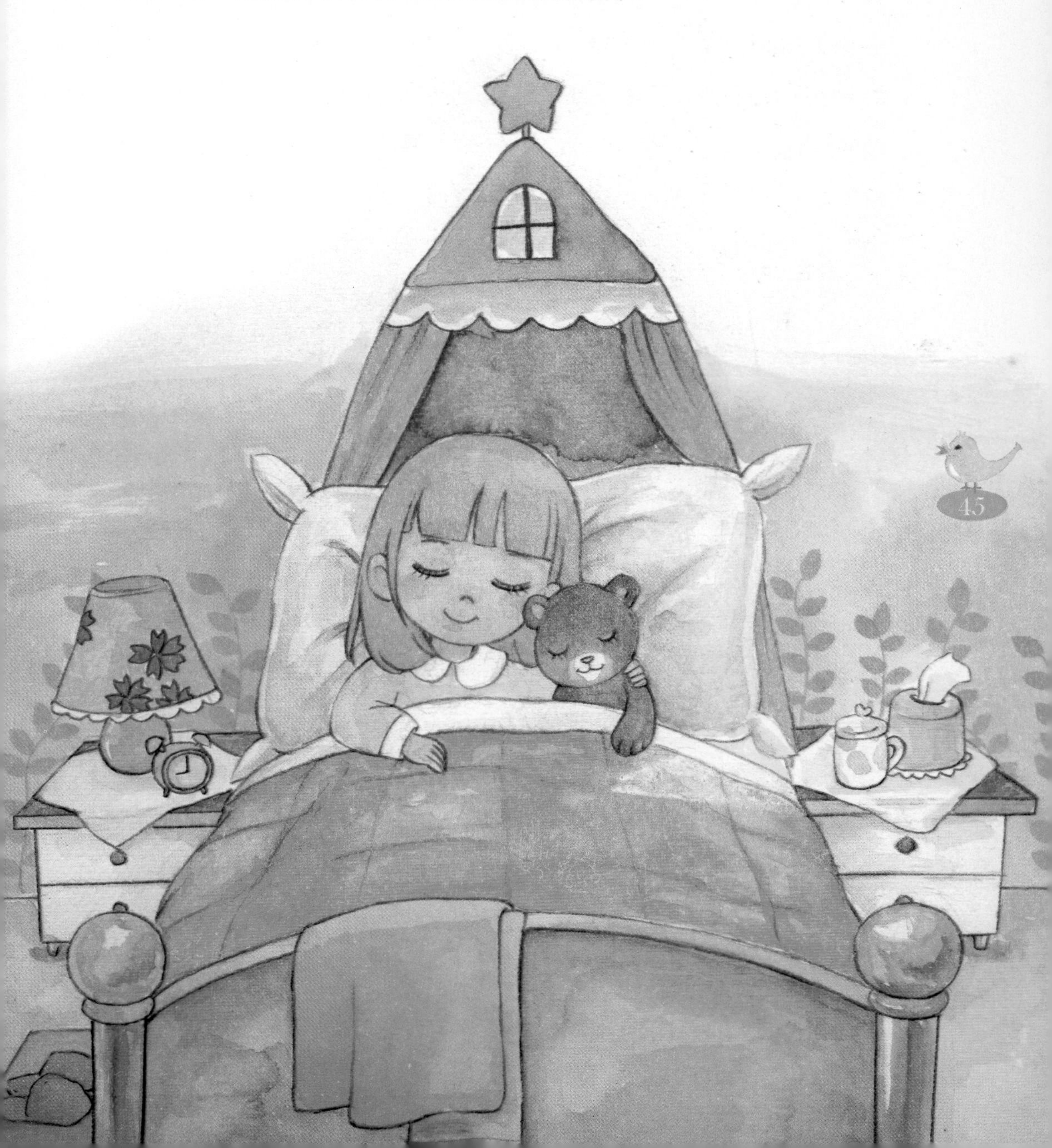

人睡觉时基本上有三种姿势，即仰卧、俯卧和侧卧。俯卧是最不好的姿势，它压迫心脏，阻碍胸廓扩张，影响呼吸，不科学，所以不提倡。仰卧和侧卧姿势比较好：仰卧时四肢伸展，将身体摆成一个“大”字，有利于血液循环，身体的各个器官也感到比较舒服；侧卧时，双腿弯曲，将身子向右侧偏倾，这样不压迫心脏，同时也有利于食物向下运输。需要注意的是，如果你采用仰卧的姿势睡眠，枕头就不宜过高，枕头过高，时间久了容易引起颈椎疾病，还会阻碍呼吸，产生鼾声；侧卧时，枕头则应该高一些，枕头低了，容易使头部下沉，颈部肌肉和椎骨容易受损。

总之，我们睡觉时需要选择一个合适的枕头，因为一个合适的枕头有利于我们的身体健康。

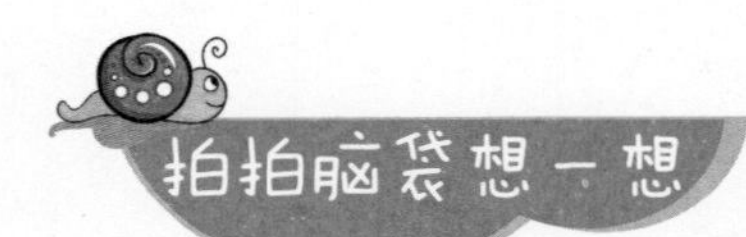

睡觉时枕头究竟该多高才合适呢？

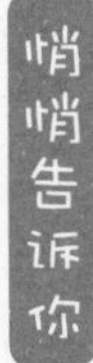

对成年人来说，枕高以 10 ~ 15 厘米较为合适，具体尺寸还要因每个人的生理弧度而定。睡觉仰卧时，要将头与躯干保持水平，即仰卧时枕高一拳；侧卧时，枕高一拳半。

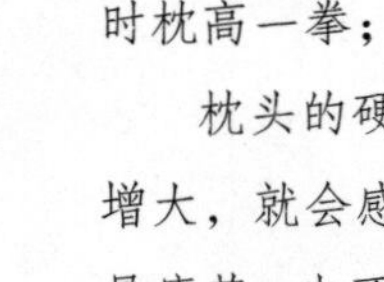

枕头的硬度也有讲究。过硬的枕头与头的接触面积小，头皮的压强增大，就会感到不舒服；枕头太软，难以保持一定的高度，颈部肌肉容易疲劳，也不利于睡眠，并且头陷在枕头里，还会影响周围的血液循环。因此枕头应选稍柔软些，又不失一定硬度的。

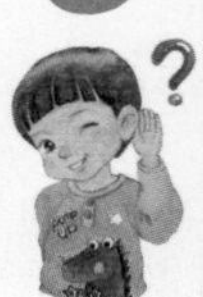

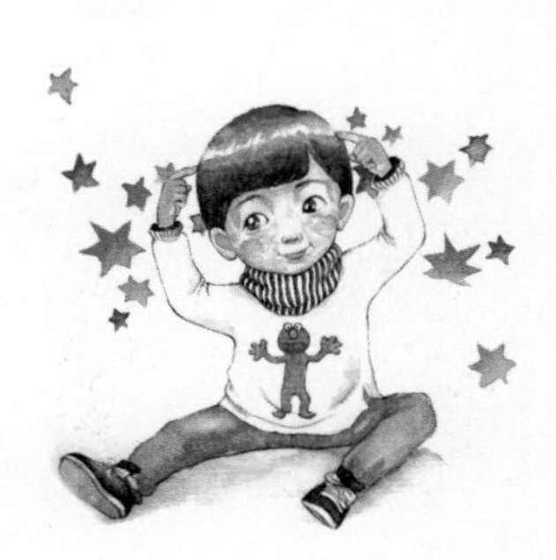

为什么有些人睡觉时会流口水？

睡觉时流口水，是小孩子吧？错！睡觉时流口水并不是小孩的“专利”，不论成年人、青年人还是老年人，都可能流口水。那么，这又是怎么回事呢？

口水是什么？口水就是我们所说的唾液。唾液来自哪里？我们的口腔有三对大的唾液腺——腮腺、舌下腺和颌下腺。这三大腺体会不断地分泌唾液，分泌出的唾液会沿着一定的导管送到我们的口腔，用于滋润口腔和咽喉部，使我们不会觉得口干舌燥。

人在清醒的时候，口腔中有了唾液，就会不由自主地咽下去，自然就没有口水流出口外；但如果睡着了，那就得另当别论了。人在睡觉时，神经系统都在休息，肌肉也都处于放松阶段，咽口水这个不由自主的动作也不再继续。此时，口水就有可能从嘴里流出来。

这么说来，似乎每个人睡着了都会不由自主地流口水？其实也不是，因为人睡着后唾液的分泌也就减弱了。同时，人在睡觉时依旧存在着无意识的吞咽动作，再加上下嘴唇的“封口”，所以一般不会有口水流出来。不过，如果一个人白天玩或者干活很累，晚上睡得深沉些，嘴唇闭得不牢，那么他还是可能流口水的。另外，如果睡姿不正确，呼吸不畅通，用嘴呼吸，那就可能流口水。

新生的婴儿比较特殊，他们的唾液腺还没有发育完善，所以常常会流口水，这也是正常的生理现象。随着年龄的增长，待唾液腺发育完善了，也就不再随意流口水了。

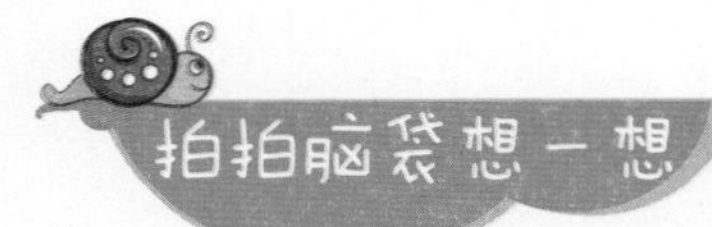

夏天吃剩饭为什么容易食物中毒？

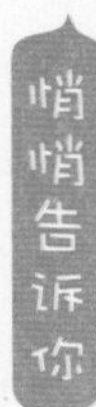

夏天，吃剩饭可能会引起食物中毒。此时，你该怎么办？

食物中毒后，如果发现得早，可进行催吐。第一步，将洗净的手指或洁净的筷子伸到嘴里的咽喉部，将吃下的食物呕吐出来；第二步，喝些清水，反复呕吐；第三步，打电话通知父母或老师；第四步，如果情况严重，应立即拨打 120 急救电话，以便及时得到抢救。

另外，大家需要注意的是，夏天应尽量不吃剩饭。

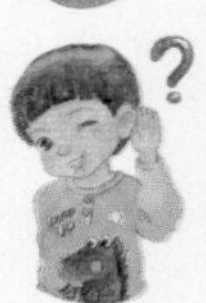

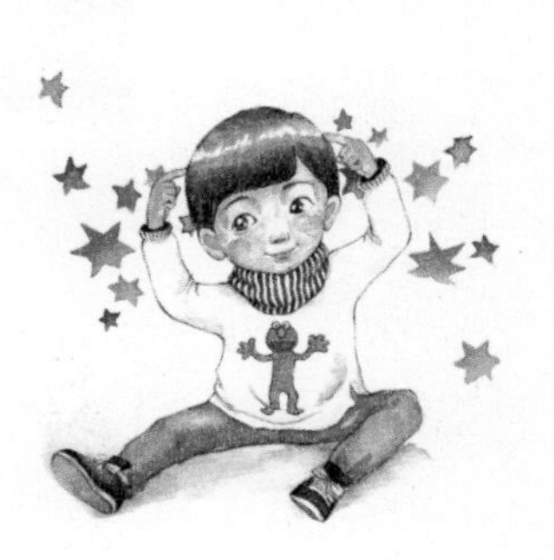

和衣睡觉为什么不好？

小朋友，你有没有和衣睡觉的习惯呀？如果有，那可不好。你想知道这是为什么吗？

当天气逐渐变凉时，有些父母怕孩子受冻，往往让孩子穿着衣服睡觉，认为这样做孩子就不会感到冷了。实际上，这样做是不利于孩子健康的。

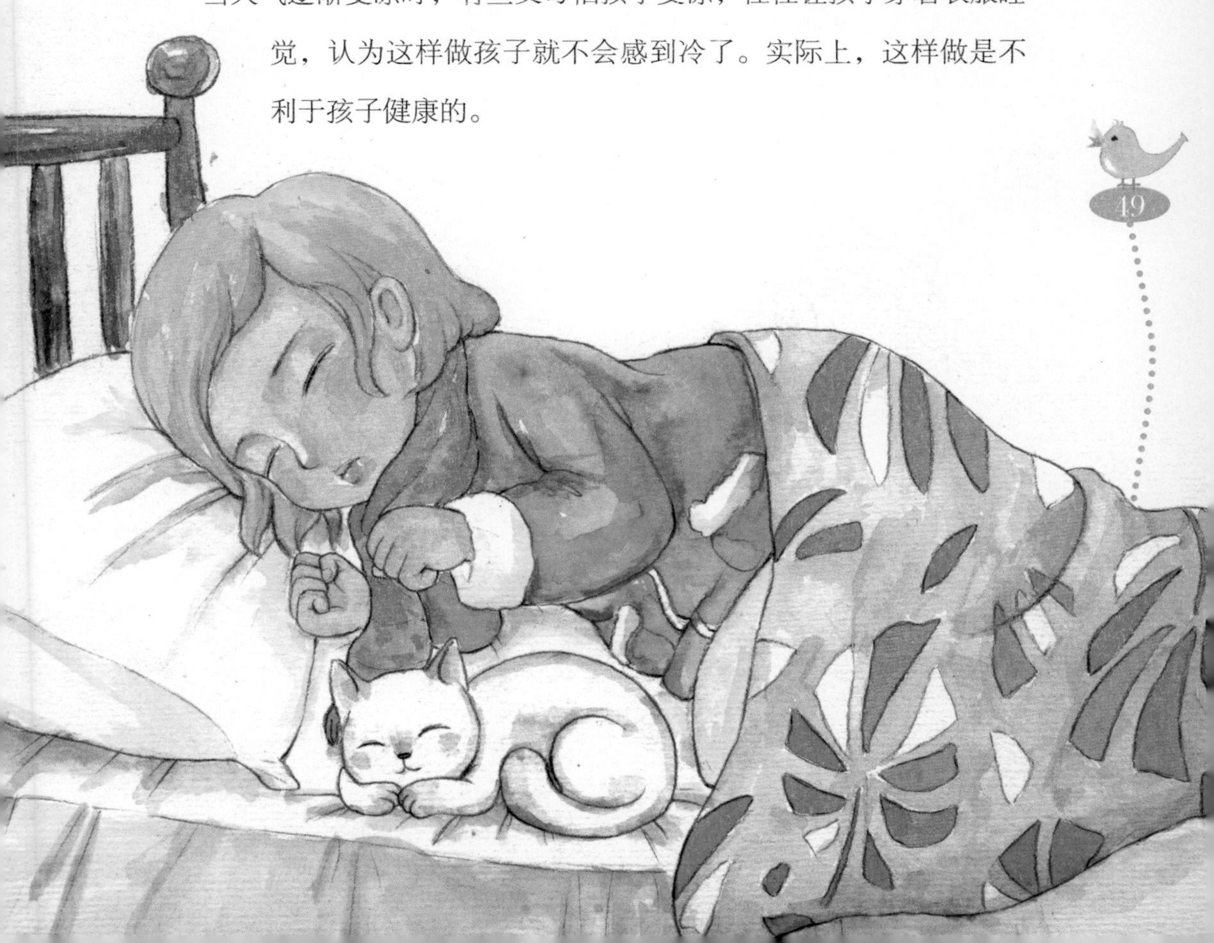

睡眠是大脑皮层抑制的过程，人在睡眠时，全身各个器官的活动普遍减少，血液流动减慢，几乎都处于休息状态，人体的代谢活动也处于最低水平，主要表现为心率减慢和呼吸频率减少，血压也有所下降，胃液的分泌较少，尿液的形成也减慢，肌肉松弛，其中肌肉松弛最为明显，也出现得最早。人睡得越深沉，肌肉松弛得越厉害。

如果孩子睡觉时穿着衣服，而且还是紧身衣，紧紧地裹住了身体，那将会阻碍身体肌肉的放松，直接影响到孩子的血液循环和呼吸功能。这样一来，就会影响睡眠，造成休息不好，影响第二天的用脑质量，也就影响健康。

所以说，我们尽量不要和衣而睡。

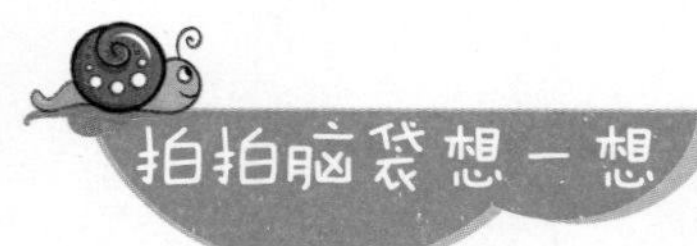

人为什么以吃饱饭后就想睡觉？

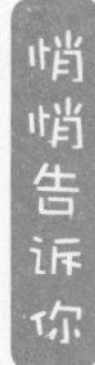

小朋友们，你们有没有吃饱饭后就想睡觉的体会呀？这是怎么回事呢？

人在吃饱饭后有困倦感，其实是一种很正常的生理反应。这是因为人在吃饱饭后，大量的血液会流向胃肠道等消化器官来帮助消化食物，流向身体其他部位的血液就会相应减少。大脑是一个非常敏感的器官，一旦供血少了，就想要休息。

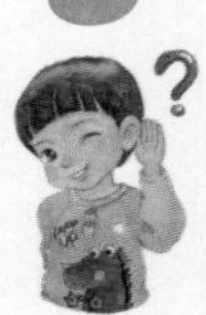

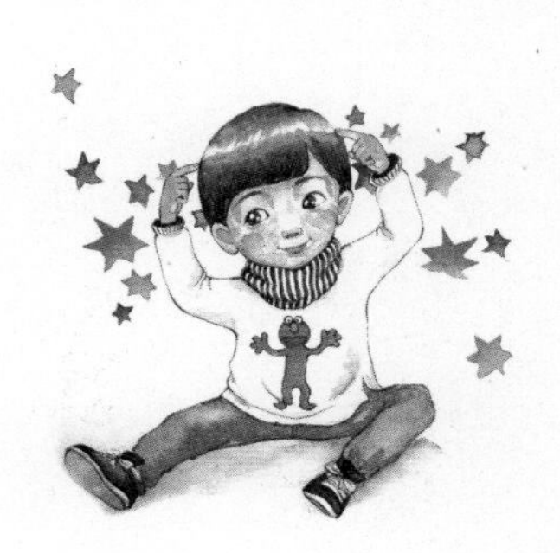

刚睡醒时为什么会感到浑身无力？

不知大家有没有这样的体会，在刚睡醒时会觉得全身没有力气，不想活动，不像白天那样爱活动和有力量。你们知道这是怎么回事吗？

原来，人在睡眠时全身各部位的活动普遍减少、减弱，肌体获得了消除疲劳的机会，此时，除胃肠运动没什么改变外，内脏活动普遍都降低了，尤其是肌肉完全松弛了。身体肌肉的松弛首先表现在眼睑肌肉的放松，这是因为我们还没有完全入睡时，眼睛就会闭合；躺下后的四肢肌肉也不需要维持人体的姿势，自然就会松弛下来。只是全身肌肉的松弛是随着中枢神经系统抑制程度的加深，才逐渐松弛下来的。应该说，中枢神经系统抑制程度越深，全身肌肉的松弛程度也会越深，则肌肉休息得越好。

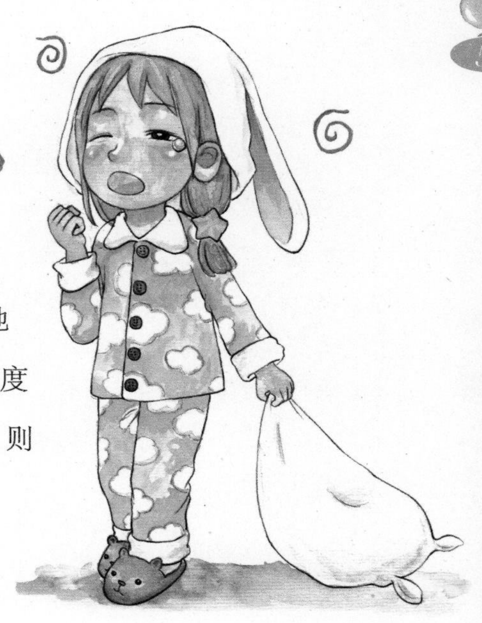

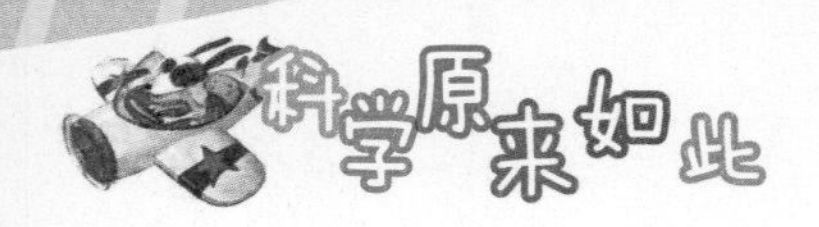

当人刚醒时，中枢神经系统的抑制过程刚刚解除，新的活动还没有开始，全身肌肉仍然处于松弛状态下还没有紧张起来。肌肉还没有活动，也就不会产生力量，所以人才动起来会觉得浑身没劲儿。

起床后，稍微活动一下身体，调节一下全身的肌肉，这时心脏跳动加快，血液循环加快，呼吸加深，身体就会释放更多的能量，就会感到浑身的力量又回来了，因为肌肉通过睡眠已经完全消除了疲劳。

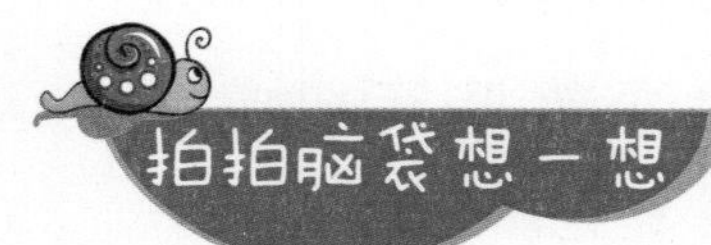

你会处理脚踝扭伤吗？

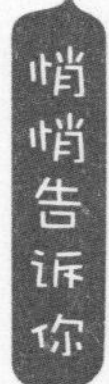

上体育课或走路不慎把脚扭伤，伤了脚踝，这时候，如果情况不是特别严重，我们不妨先自己进行处理一番。

扭伤，即身体软体组织受伤，这个时候应先用冰袋冷敷，减慢血流的速度，防止肿胀，减轻疼痛。

受伤后的第二天，我们可进行热敷。热敷可加速血液循环，有利于受伤部位的恢复。热敷后，我们可用一些跌打损伤药物如红花油、药酒等，抹在手上，在受伤处轻轻地反复擦搓。如扭伤较为严重，我们应该及时到医院进行治疗。

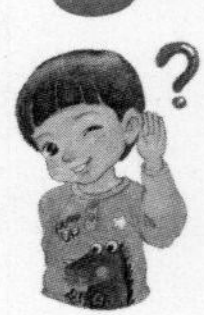

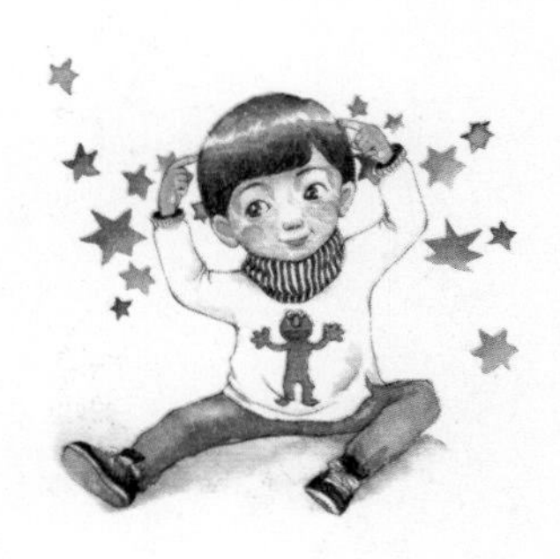

人的牙齿有多少颗?

在人生的旅途初期，每人都要发生一次牙齿的交接班，即乳牙被恒牙所代替，也就是俗话所说的“换牙”。所谓乳牙，指的是人的口中第一次长出的牙；而脱去乳牙以后再长出的牙则叫“恒牙”。

我们知道，初生的婴儿嘴里看不到牙齿，但其实牙齿早就存在了，只是隐而不露而已。当胚胎发育到第六周的时候，齿芽就已经开始形成；大约到第16周，牙就开始变硬。待到婴儿出生，某些恒牙的牙冠就已经基本形成了，尽管这些恒牙要在若干年后才能萌出，但其基础已经在母亲的腹中打下了。

婴儿出世7个月左右，就开始在口腔里长出第一颗门牙；8～9个月时，又长出第二颗门牙。之后，他们的牙齿如雨后春笋般一一冒出来：14个月左右，第一乳臼齿长出；18～19个月时，犬齿“降生”；到2岁左右，乳齿全部长齐，上下左右整整齐齐，一数正好是20颗。这些牙齿就是孩子的乳牙。

乳牙工作到孩子6岁时，便产生了乳牙与恒牙的交接班问题。这时，口腔里的第一颗恒齿——第一颗臼齿出现了。这就是人们说的“六龄齿”。

六龄齿是口腔中萌发最早的恒牙，也是使用时间最长的牙齿，从儿童6岁时长出到其使命结束，要使用一生。由于它的牙冠大、咀嚼力强、

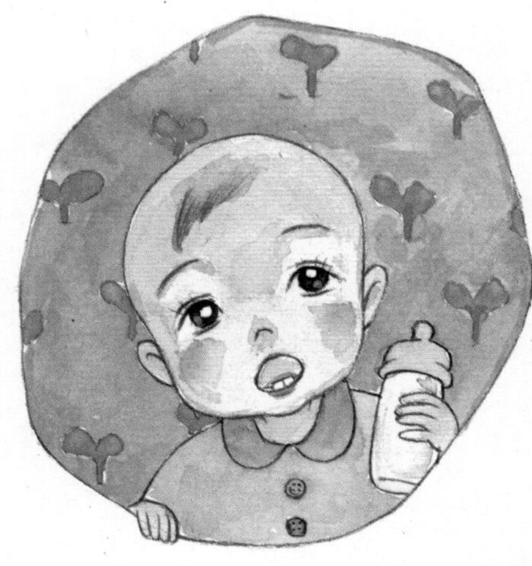

牙根又长得特别结实，所以负担咀嚼功能最大。这样，“六龄齿”就显得特别重要。

7 ~ 8 岁时，乳门牙和恒牙开始交接班。10 岁时，第一前臼齿接第一乳臼齿的班；11 岁时，第二前臼齿和第二乳臼齿“办理交接手续”；12 岁左右，恒犬齿接替了乳臼齿，这时口腔已经是恒牙的天地了。

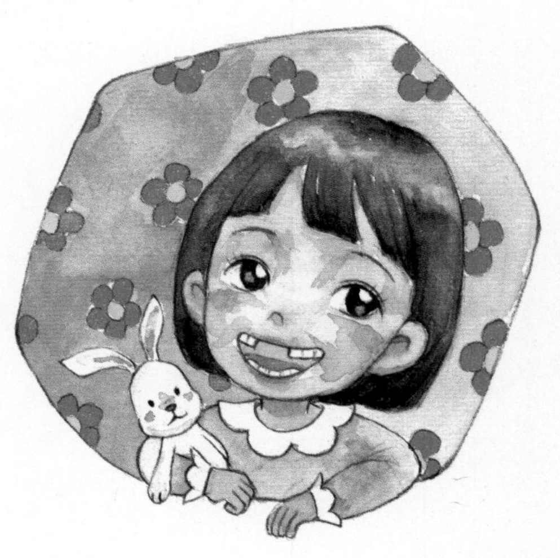

13 ~ 14 岁时，在第一臼齿的后面又长出了第二臼齿；17 ~ 25 岁时，在第二臼齿的后面又长出了第三臼齿。这样，上下左右各长出 3 个臼齿，再加上和 20 颗乳牙交接班的恒牙，人的口腔内应该是 32 颗牙齿。不过，也有个别人只有 28 颗或 30 颗牙齿。

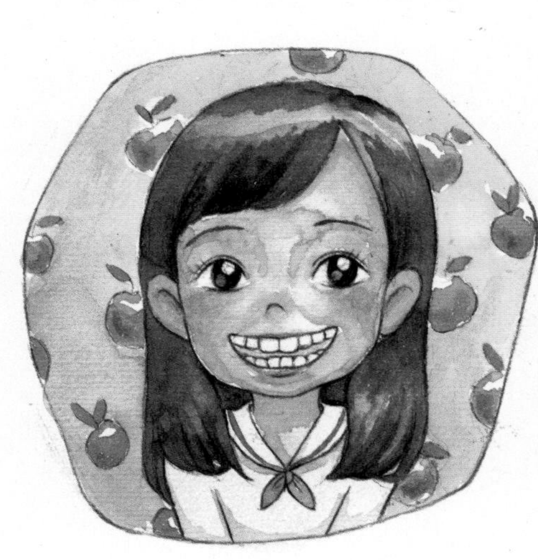

而后，有人会在 17 ～ 30 岁萌发智齿，也有人终身长不出智齿来。所谓智齿，就是在人成年之后，智慧发育完全之后，所长出的第三颗磨牙。智齿一般多指下颌第三磨牙，不过上颌第三磨牙也称为智齿。

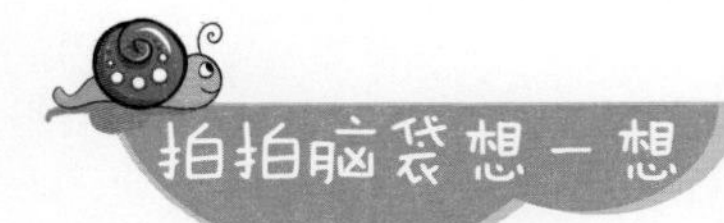

人为什么要换牙？

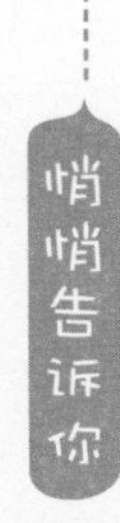

乳牙长到一定程度后，就要发生牙齿的“交接班”——换牙。可人为什么要换牙呢？

人之所以要换牙，主要有这样两个原因：

一是牙齿生长在颌骨上，在人没有成年前，颌骨是在不断生长的，可乳牙的生长速度赶不上颌骨的生长速度，同时 20 颗乳牙也不能将颌骨填满。恒牙有 32 颗，数目和大小都能够适应不断生长的颌骨。所以从颌骨的角度上看，恒牙代替乳牙也是有其必然性的。

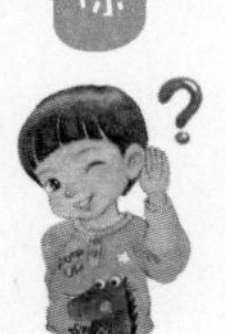

二是乳牙本身体积较小，钙化度较低，也不耐磨损。为了对付又多又复杂的饮食，人们同样需要一副结实和耐磨的牙齿，这又是由恒牙代替乳牙的一个原因。

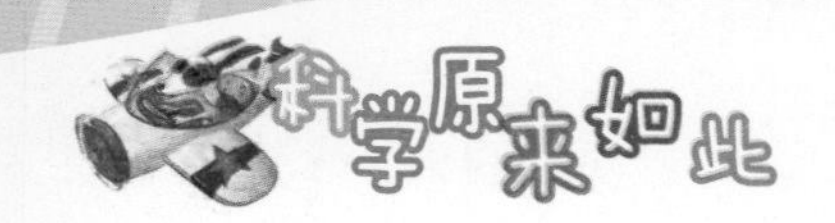

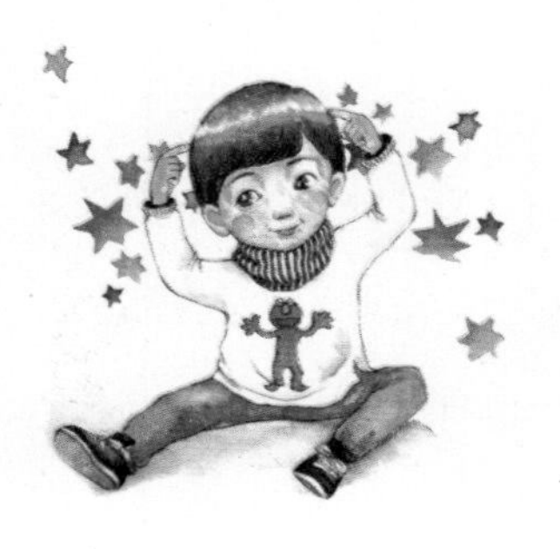

牙齿咬力有多大?

牙齿是切断、撕裂和磨碎食物的坚硬器官。在咀嚼肌的作用下，牙齿可以产生相当大的力量。一般而言，成年男子用门齿咬东西，可产生15千克（1千克等于9.8牛）的力；用臼齿咬东西时，可产生72千克的力。那么，这种力量是如何生成的呢?

牙齿的咀嚼力同面部的咀嚼肌有着密切的关系。咀嚼力，指的是咀嚼肌在参加咀嚼过程中所能发挥的最大力量。据研究，咀嚼力可达180千克的力。实际上，平均牙齿的咬合力只占全部咀嚼力的1/5，就是说牙齿的咬合力为35 ~ 60千克。而全口牙齿的总咬合力，男性为1 048千克，女性为936千克。牙齿的咬合力如此惊人，难怪平时大家要用“咬牙切齿”来表示愤怒的力量。

咬合力的大小与牙齿的多少有直接关系。如果丢掉一颗牙，则咬力要减少22%；拔去2颗牙，则咬力下降近50%；如果丢失了3颗牙，咬力就剩下37%了。可见，丢失牙齿的后果有多么严重！所以，我们要保护好牙齿，以免将来牙齿没有劲，咬不动东西。

牙齿的这些力量，足以将那些坚固的食物切断、嚼碎、磨细。不过，我们平时吃饭时的咀嚼力会因食物不同而有所差异，吃烧牛肉需24 ~ 30.2千克力咀嚼力，吃火腿需24 ~ 32.5千克力，吃方糖需

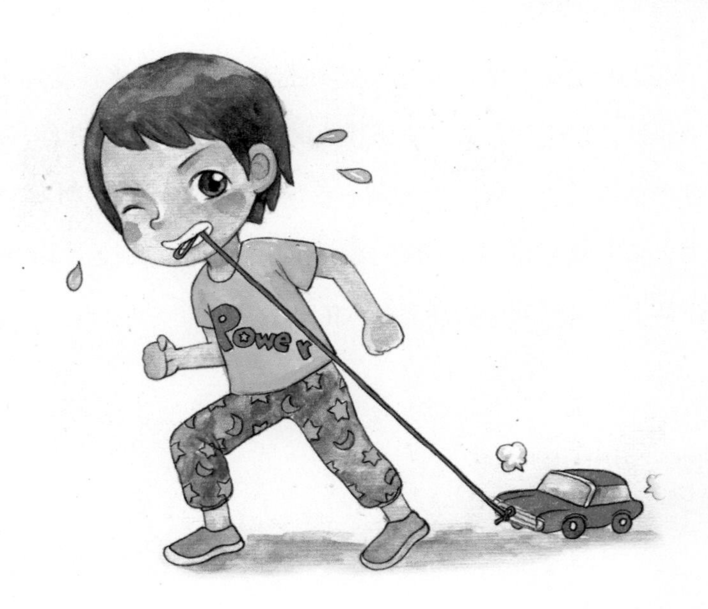

35 ~ 40.5 千克力，咬开榛子需 43.5 ~ 102 千克力。

经过特殊训练的人，牙齿的咬合力会大得惊人。你见过杂技团表演的“空中飞人”吗，那可是一个很惊险的节目。悬在舞台高空中的演员分开双手，用牙齿咬着吊环的一端；吊环的另一端也咬着一名演员，还要做各种精彩的动作。这牙齿的咬力该有多大呀？

有一个叫马西斯的比利时人，竟用牙齿将一辆电车向前拉了 18 米，打破了这项活动的世界纪录！ 1977 年，在埃弗里新城第二届神奇纪录联欢节上，马西斯运用自己下腭的力量，居然只用牙齿就叼起了 223 千克的重物，荣获“世界咬力冠军”。

德国 28 岁的左治斯也有着令人瞠目结舌的惊人之举，他可用牙齿拖住一辆开足马力的轻型飞机，不让其起飞。他还可用牙齿将一辆 20 吨重的卡车拖行 100 米。

牙齿的咬力大是有一定结构基础的。牙齿是一种高度钙化的器官，除了钙质外，它还含有磷、镁和其他矿物质。牙齿的最外面一层叫釉质，其硬度比钢铁还大，仅次于金刚石。牙齿四周被牙膜、牙槽骨和牙龈团团保卫，使其像钉进木头的钉子一样牢固，在上面挂上 50 千克的重物也不在话下。这就为牙齿具有巨大的咬合力奠定了基础。

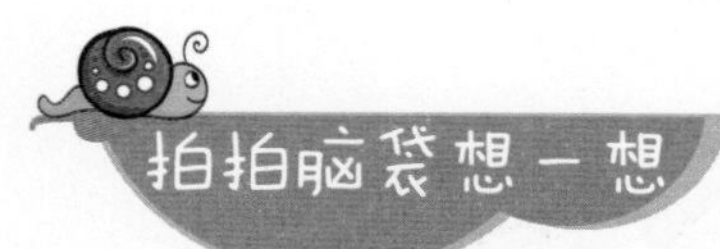

不同的牙齿的作用有什么不一样？

悄悄告诉你

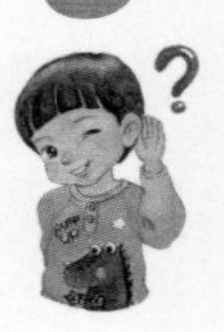

从牙齿的形态上看，牙齿可分为牙冠、牙颈和牙根三部分，露在外面的部分叫牙冠，深入齿槽的部分叫牙根，牙冠和牙根之间的部分叫牙颈。牙冠表面有一层光滑坚硬的釉质，里面一层是牙本质。在牙颈部分，牙本质的外面是牙骨质。牙齿中央的空腔叫牙髓腔，内有丰富的神经和毛细血管，我们一般所说的牙疼，就是指的牙神经痛。

我们的牙齿有切牙（门齿）、尖牙（犬牙）和磨牙（臼齿）三种。

从一侧看，第一、二颗门牙叫切牙，它呈扁阔状，像刀片一样锋利，是用来切断食物的。

第三颗是尖锐而突出的牙齿，叫尖牙，又叫犬牙，这种牙是用来撕裂食物的。如狼、虎、豹等肉食动物，它们的犬牙就十分发达，其捕食和撕裂食物就主要是靠犬牙。

第四颗、第五颗是小磨牙（小臼齿）；第六、七、八颗三颗牙齿叫大磨牙（大臼齿）。这些牙齿表面宽，冠面高低不等，上下牙齿咬合起来，就像是一副磨子，负责磨碎食物。

所以说，不同牙齿的作用是不一样的。

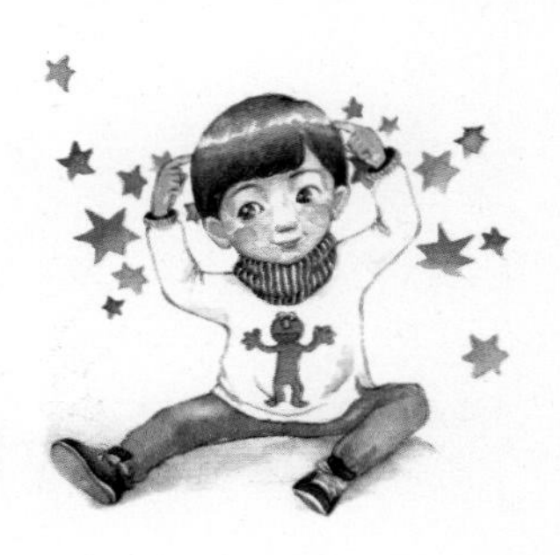

如何保护好牙齿？

保护好牙齿，主要是防止牙齿发生龋病（龋齿）。龋齿又叫虫牙、蛀牙等，是一种严重危害人类健康的疾病，儿童、青少年是这种疾病的多发群体。那么，龋齿是怎么发生的呢？

牙齿的主要成分是钙，能够被酸化，而口腔食物（主要是糖类）在发酵过程中会产生酸。在酸的作用下，牙齿中的钙质逐渐被溶解、软化，这种现象叫脱钙。牙齿的脱钙部位很容易出现窝洞，这就是所谓的龋齿洞。关于牙齿的脱钙过程，我们可以用一个简单的实验来说明。把一个鸡蛋壳下半部浸入食醋中，另一半暴露在外，1 ~ 2天后我们就会发现，浸入食醋中的蛋壳在酸的作用下脱钙变软，未浸入食醋的部分则没有变化。龋齿洞出现的道理与之同出一辙。

牙齿对人的健康十分重要，因而保护好牙齿也就显得十分重要，不能有半点马虎，不能给龋齿留下任何后患。那么，我们该怎么保护好牙齿，预防龋齿的发生呢？

第一，吃糖要节制，饭后要及时漱口，睡前不要吃东西，以防菌斑形成。

第二，养成良好的刷牙习惯，掌握正确的刷牙方法。记住早晚都要刷牙，睡前一定不能忘了刷牙，因为晚间产生菌斑的细菌最活跃。

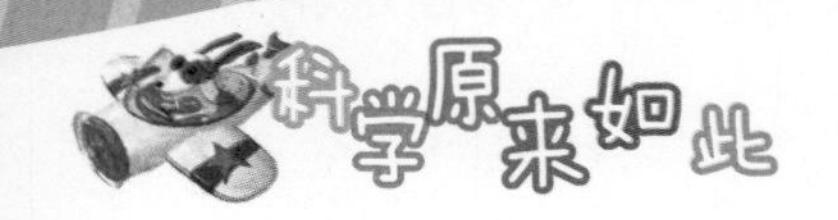

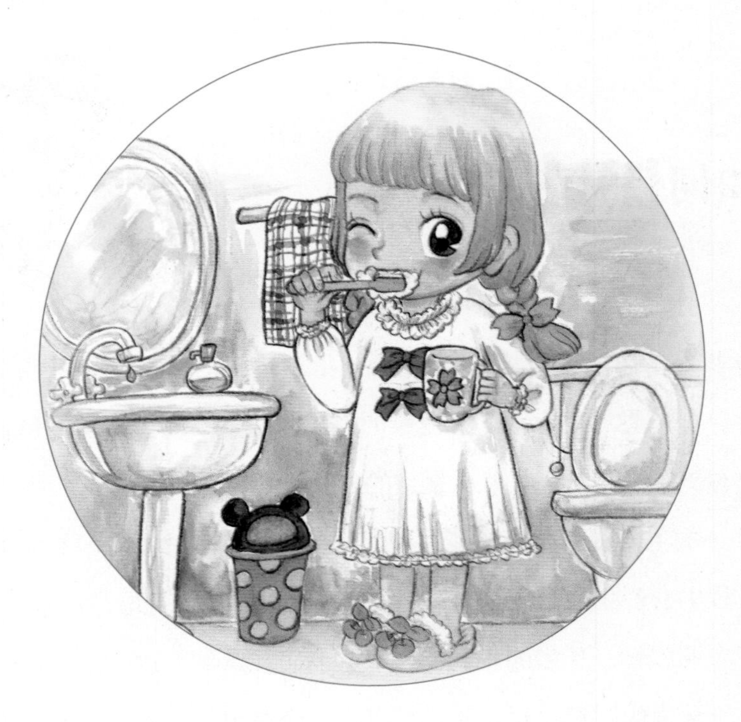

刷牙的正确方法是竖刷法：将牙刷毛束尖端放在牙龈和牙冠交界处，顺着牙齿的方向稍微加压，上牙从上向下刷，下牙从下向上刷，前牙内侧面则将牙刷垂在牙面上向牙冠方向刷。这样就可以使牙冠的内侧面和外侧面都能被刷到，不仅可以去除牙齿的菌斑和软垢，还能借助牙刷的按摩作用增进牙龈的血循环，维持牙齿健康。

那么，刷牙多长时间为好呢？

据测试，刷牙 30 秒只能去除 10% 菌斑，90 秒能去除 20% 菌斑，150 秒能去除 25% 菌斑，要去除菌斑达合格标准需要花费 5 分钟。因此，理想的刷牙时间持续 3 ～ 5 分钟。

拍拍脑袋想一想

牙齿为什么可以当身份证？

悄悄告诉你

人的指纹很特别，世界上竟没有两个人具有完全相同的指纹。牙齿同人的指纹一样，世界上也没有两颗一模一样的牙齿。每个人因年龄、性别、民族、生活区域及饮食习惯的不同，其牙齿的色泽、形态、大小、排列、牙齿磨损程度和牙弓的形状也都各有特点。通过观察遗留牙齿的生长情况、磨损程度、患龋齿的情况、缺失牙数、所镶假牙和生前牙科治疗的痕迹等迹象，再与其生前的牙科病历记载作一个详尽的对照，便可确定死者是否为某一个人。

有一次，两架飞机在大西洋的加那利群岛机场相撞，造成577人死亡。其中，死亡的美国人达326人。面对这些残缺不全、血肉模糊的尸体，美国专家利用牙齿最终辨明并确认了212名美国死难者的身份。

为什么人们可以利用牙齿来“验明正身”呢？

原来，牙齿是人体中最坚硬的器官，它从外到内由牙釉质、牙本质、牙骨质及牙髓腔中的牙髓构成。其中，牙釉质是牙冠表层的半透明、高度钙化的坚硬组织，硬度仅次于金刚石，不容易被损毁。另外，牙齿对外界刺激的耐受性较强，变化较为缓慢，即使人的肉体消亡了，其牙齿也能长久保存下来。因此，牙齿也成了科学家和考古学家收集、研究的对象。例如，北京猿人的考古资料中就有100多颗牙齿；而“河套人”的发现，也正是根据一颗古人脱落的牙齿才被确定下来的。

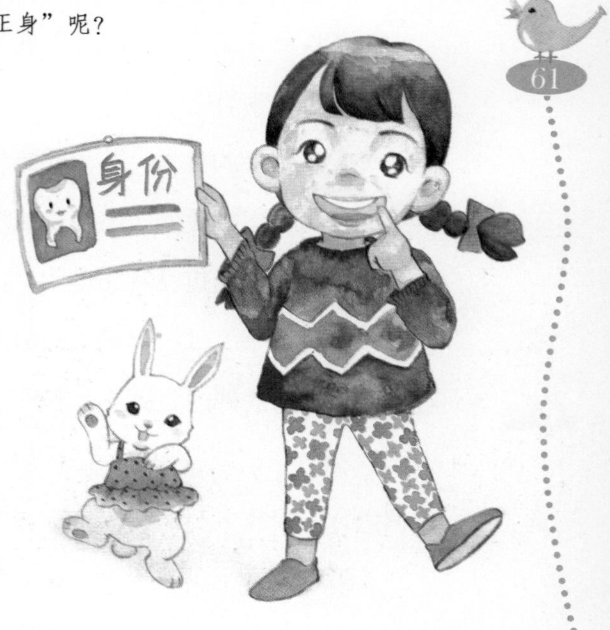

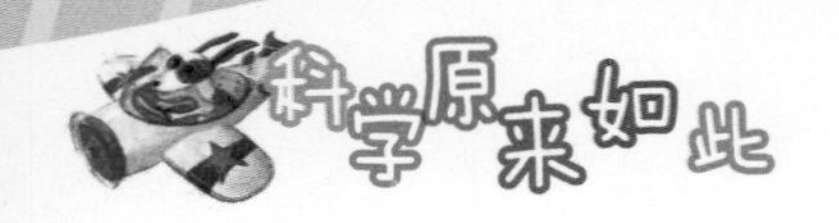

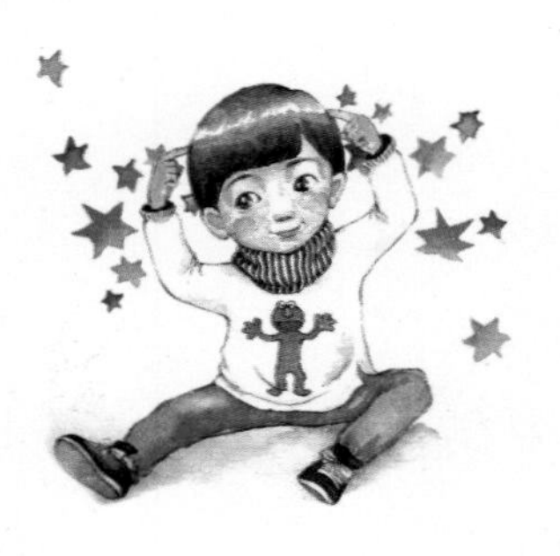

为什么有人睡觉会磨牙？

有的人在睡觉时会磨牙，将牙齿磨得咯吱咯吱响。你知道这是怎么回事吗？

磨牙是指一些人在入睡后牙齿不由自主地互相锉动，有时候会发出很刺耳的声音。磨牙多在人们晚上睡觉时发生。

磨牙具体可分成两种情况，一种是生长性磨牙，一种是病理性磨牙。

生长性磨牙属于正常的生理现象，随着身体的生长，一段时间后磨牙现象就会自然消失。

处在换牙期的孩子，其夜间磨牙可能是正在建立正常咬合关系的一种活动，属于正常现象。因为在这期间，孩子的上下牙齿刚刚萌出，牙齿之间的咬合位置也没有完全确定，突然的出现很有可能不合适，经常会出现高低不平。一些刚换上的恒牙有些很锐利，通过磨牙，磨去相互接触时不合适的部分，使得上下牙形成良好的咬合面，便于今后的咀嚼。对于这种磨牙，家长大可不必太担心，随着正常咬合关系的形成，孩子夜间磨牙的现象会自然消失。

而病理性磨牙则需要注意了，需要看医生，对症下药。病理性磨牙分为几种情况：一是寄生虫的影响，寄生虫产生的毒素引起胃肠道蠕动

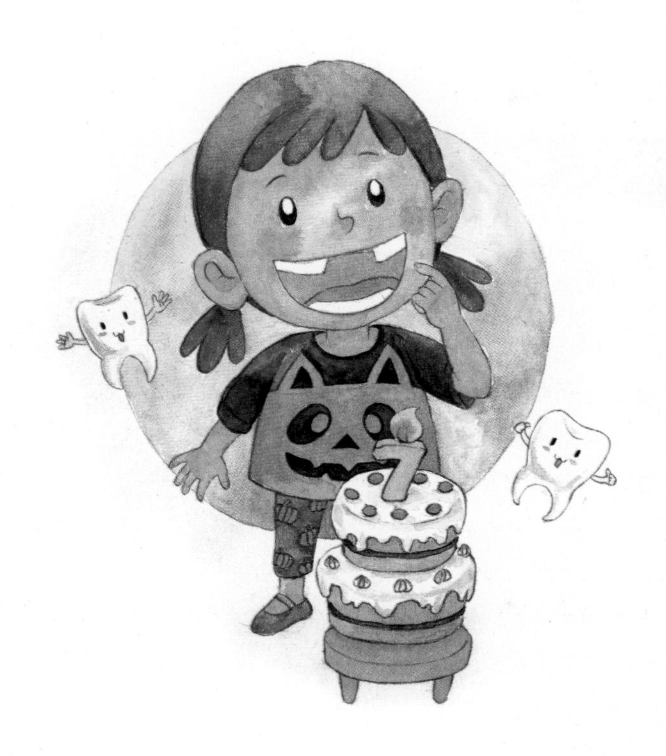

加快，导致消化不良、睡眠不安，引起磨牙；二是精神过度紧张造成的，如看了刺激性的电视剧或玩耍过度、学习的压力过大、做错了事，受到家长的责骂等，晚上睡觉时都可能引起磨牙；三是膳食不均衡可能引起磨牙，营养不均衡，导致钙、磷、各种维生素和微量元素缺乏，以致晚间面部咀嚼肌不由自主收缩，牙齿便来回磨牙。

另外，有些小朋友晚上吃得太饱，可能会使大脑中管理咀嚼的神经中枢过于兴奋，甚至在梦中还吃东西，引起咬牙的动作。所以，为了良好的睡眠，晚饭不要吃得太饱，也不能吃得太晚。

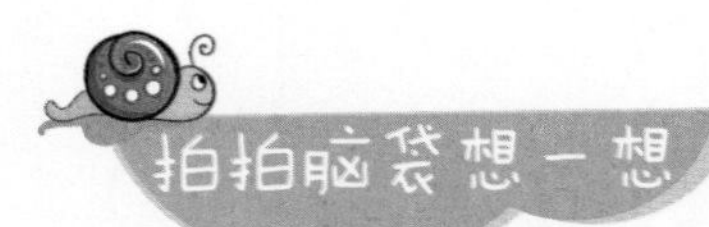

有的人牙齿为什么长得不整齐？

悄悄告诉你

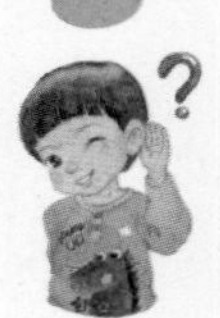

多数婴幼儿的牙齿是整整齐齐的，也有个别现象，如母亲怀孕的时候患有重病、营养不良或婴儿出生时不顺利——面部受到损伤而影响了上颌骨的发育，就会使乳牙排列不整齐。

婴儿出生后，由于多种原因，也会引发牙齿在口腔中的排列不整齐，如吸吮手指能造成前牙突出；咬下唇使下颌前牙向后缩退；经常用舌头舔牙，会把前面的牙齿推得突出；俯睡或用手枕着一边脸颊睡觉，会使上、下颌骨受压迫而造成发育障碍；用口呼吸，牙齿会受到嘴唇的压迫，使人的上腭变形，牙齿长得不齐。

另外，额外长出的牙齿也会令牙齿排列不整齐。原来只能容纳 32 颗牙齿的地方，如果多安插一颗而造成前后重叠；乳牙过早脱落，恒牙迟迟不出，或拔牙后不及时镶配，造成邻牙向空隙处倾斜移动；或乳牙到期不脱落，恒牙却要长出，只能乱钻，都会令牙齿无法长齐。

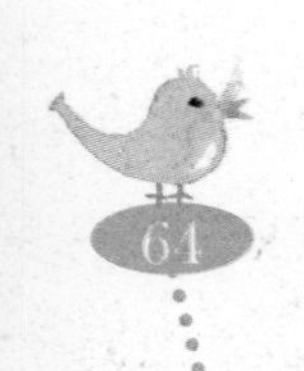

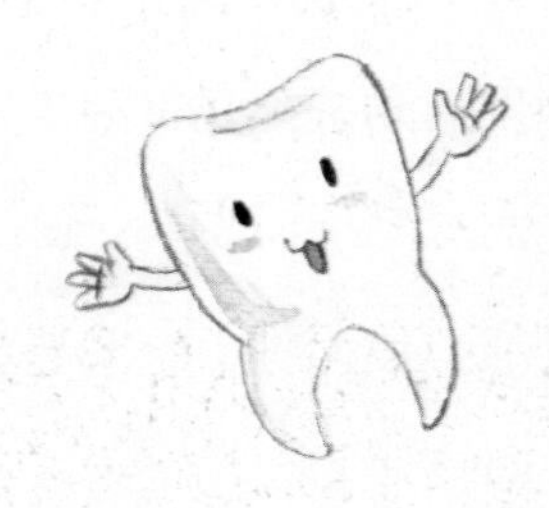

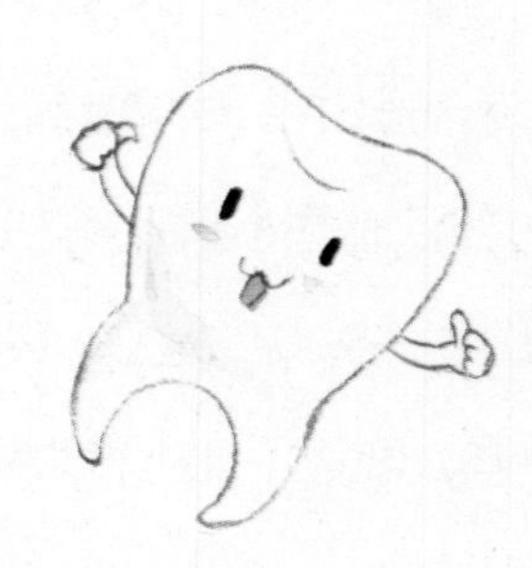

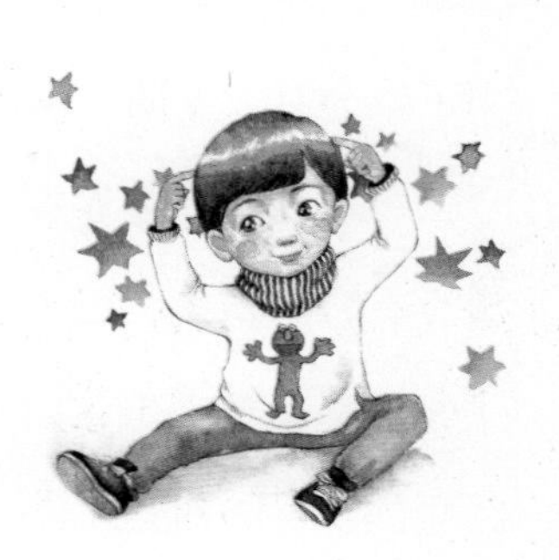

有的人嘴里为什么有臭味?

有些人在说话时，嘴里会发出一股臭味，这就是我们常说的口臭。人的嘴里为什么会有臭味呢?

口腔出现口臭，一般有三种情况：

一是食物残渣在口腔内腐败发出的。人口腔大约有 30 颗牙齿，牙齿与牙齿之间有不少缝隙，吃饭时难免会有食物残渣被塞进牙缝里，尤其是蛋、肉等高蛋白质食物的残渣。用不了多长时间，细菌就会在上面大量繁殖，食物残渣会迅速腐败变质，产生难闻的硫化氢、甲硫醇等物质，这就是产生臭味的原因。

二是患有口腔疾病也可以引发口臭，如口腔炎、齿痕炎、龋齿、齿槽脓肿、口腔癌等，尤其是龋齿，其会造成牙齿中蛀洞很多，大量食物残渣被嵌在里面。时间一长，食物残渣在细菌的作

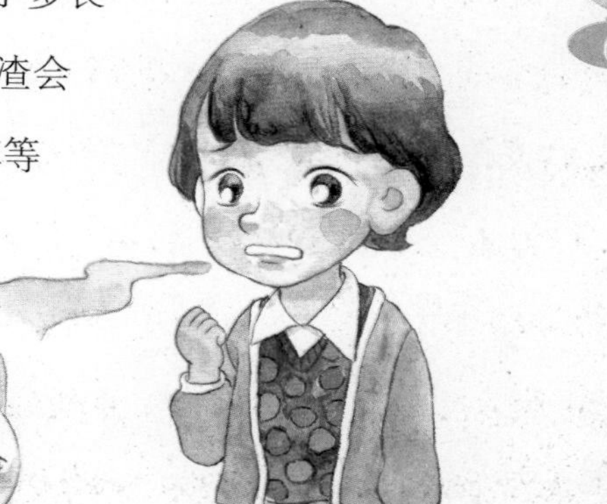

用下就会腐败变质，发出臭味。

三是身体患有某些疾病也可以引发口臭。如果你十分注意口腔卫生，也没有口腔疾病，但口腔中仍有口臭，这就要考虑身体其他方面的疾病了，如鼻窦炎、消化道疾病、肝病、糖尿病尿毒症等。这时，你只有在医生的指导下对症下药，才能彻底消除口臭。

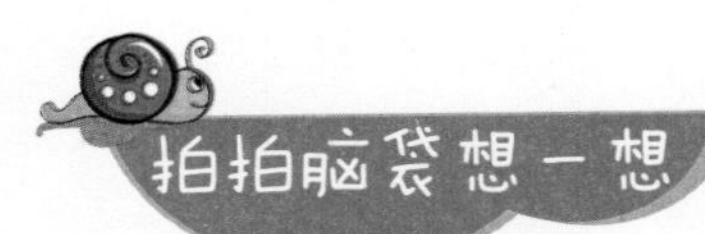

口腔中的唾液是怎么来的？

悄悄告诉你

当我们看到自己爱吃的东西，如酸杏、糖葫芦时，嘴里就会分泌唾液，感觉嘴里有点儿湿漉漉的。这是怎么回事呢？

其实，这是唾液的功劳，这一切都与唾液的分泌有关。那么，唾液的“源头”在哪里呢？

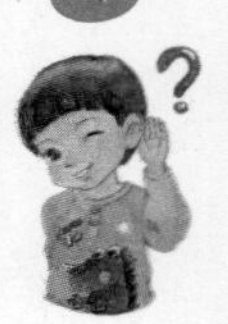

唾液是由唾液腺分泌的。人有 3 对大的唾液腺，腮腺、颌下腺和舌下腺，开口于口腔中。正常成人每日分泌唾液 1000 ~ 1500 毫升。唾液含有唾液淀粉酶等物质。

唾液的作用不可小瞧。它可以将口腔中的食物湿润，便于吞咽；可以帮助舌头辨味；可以清洁和保护口腔；还有杀菌作用和消化作用呢。

唾液中含有唾液淀粉酶，可以初步消化淀粉。我们吃馒头时，只要多咀嚼几次，就能渐渐吃出甜味来，这是因为馒头（主要成分是淀粉）在唾液淀粉酶的作用下，生成了麦芽糖。

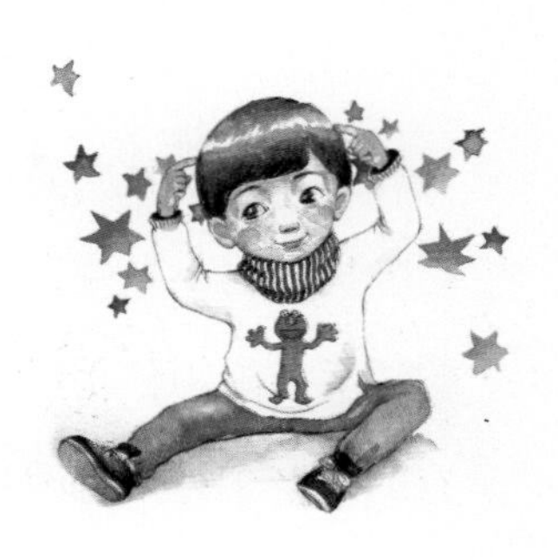

人为什么会咳嗽?

简单来说，咳嗽是人体的一种自我保护性防御功能，通过咳嗽可以将异物排出体外。那么，咳嗽是怎么产生的呢？

人体吸入的气体，首先要经过鼻腔的净化——鼻腔中鼻毛的阻挡、鼻黏膜分泌黏液的黏附，会使通过这里的空气变得比较干净。

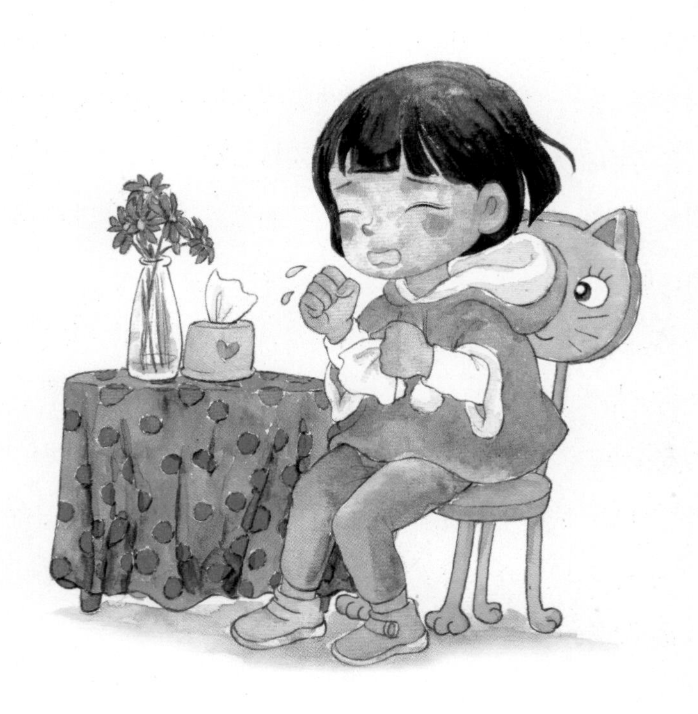

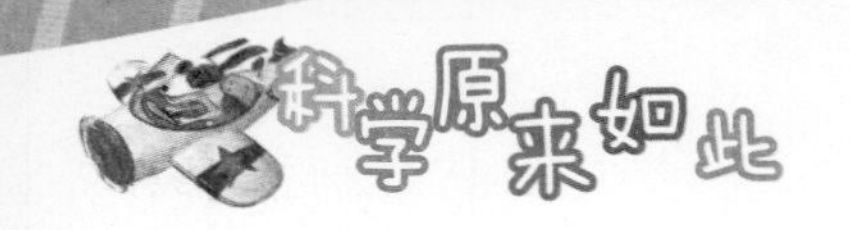

原来，在人体气管、支气管的内壁上有一层黏膜，是由带纤毛的上皮细胞构成的，黏膜还能分泌黏液，保持呼吸道湿润。同时，上皮细胞上的纤毛能够不停地摆动。吸进的气体中虽然经过了鼻腔的净化，但还是有一些灰尘、细菌等漏网了。到这会儿，它们就会被黏膜上的黏液粘住，动弹不得，在黏膜上的纤毛不停地摆动下，会到达喉部。灰尘、细菌等积累多了，就会刺激这里的神经并传到大脑，从而做出咳嗽的动作，将这些含有灰尘、细菌的黏液咳出，这就是平时所说的“痰”。所以说，咳嗽是人体受到刺激而引起的一种保护性反应。

还有，人体的肺泡是气体交换的重要场所，当肺泡的壁很薄，布满了灰尘或污物时，人体会因为氧气供应不足而致病，出现气喘、胸闷、呼吸困难等症状。咳嗽的作用是振动肺部，使停留在肺泡壁上的污物脱离，这些污物和人体的液体形成成痰，然后在呼吸道纤毛的摆动下被运送到咽喉，排出体外。所以，人在咳嗽的同时，还可以将肺部的垃圾及时清除，保证肺部功能的正常进行，使身体更加健康。

当然，人们因为感冒引起的咳嗽，就另当别论了。那么，怎样避免不必要的咳嗽呀？

要想避免咳嗽，要做到：生活起居要有规律，保证充足的睡眠时间，坚持锻炼身体；饮食上避免辛辣，多吃些生梨、金橘、鲜藕、荸荠、山楂、黄瓜、芝麻、核桃、蜂蜜等新鲜果蔬和食品；居室内要保持一定的湿度；注意冷暖，保护身体不受寒。

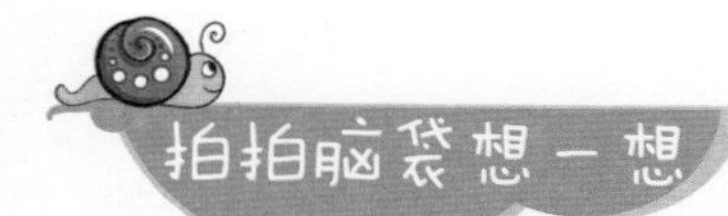

鼻子出血怎么办？

悄悄告诉你

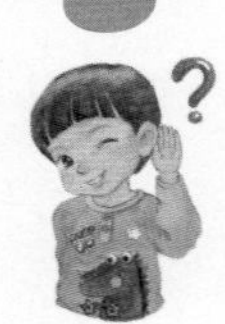

小朋友，你遇到过“鼻子出血”的状况吗？

其实，鼻子出血可能有以下几种情况：

一是用手挖鼻孔。鼻腔内的毛细血管壁比较薄，用手挖鼻孔，可能会碰破鼻腔内的毛细血管，造成鼻子流血。这时候，你可以用手指捏住两侧鼻翼 10 ~ 15 分钟，用鼻翼压迫出血区止血。有时，你也可用冷水袋或湿冷毛巾敷在前额，促使鼻腔血管收缩止血。但无论是哪种情况，都千万不要用脏布堵塞鼻孔。

二是由于上火引起鼻子流血。这时候，你可将头向后移（可坐在椅子上，头后部靠在椅子背上），在鼻部放置冷毛巾，并在后颈部用冷水轻拍。

三是鼻部受到器械碰击或与他人相碰，导致血管破裂。当血流不止时，可用凡士林纱布塞入出血的鼻腔内，一般就能很快把血止住。

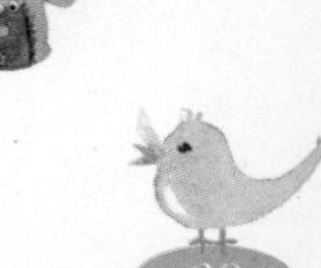

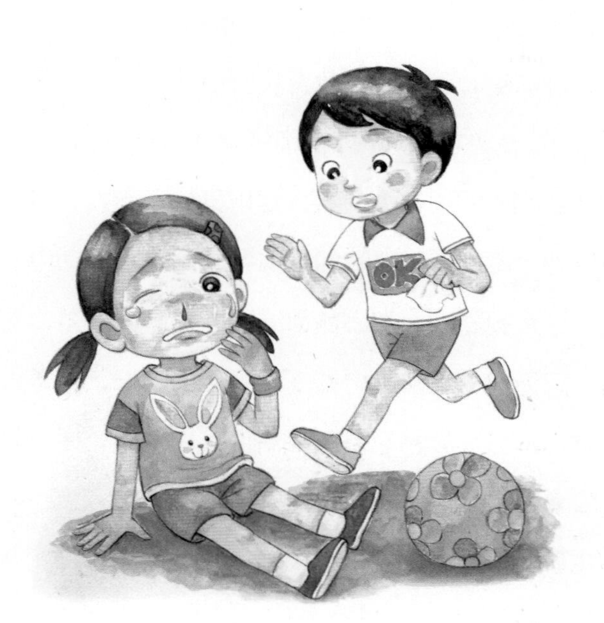

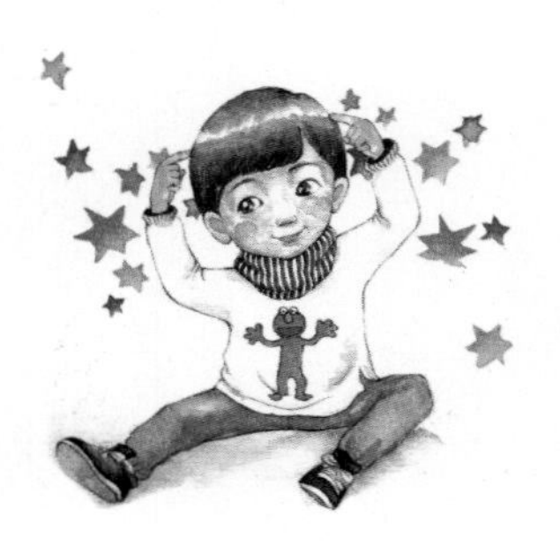

人为什么打喷嚏要闭上眼睛?

人在打喷嚏的时候一般都会闭着眼睛。可你知道这是为什么吗?

我们是用鼻子呼吸的，当鼻子吸进了冷空气、刺激性气体和异物时，鼻孔里那些灵敏的神经细胞就会马上向大脑发出通知。于是，大脑就会“下令”，让肺深吸一口气，肋骨间的肌肉和膈肌马上收缩，然后又迅速舒张，接着“啊—嚏”一声，打一个喷嚏，那些冲进来的东西就会被立即赶出去。所以，打喷嚏是人体的一种自我保护功能。动物也有打喷嚏的功能，如果大象感冒了，它也是会打喷嚏的。

不过，人在打喷嚏时，脸部有数百块肌肉要参与这一活动，都会得到有效放松。同时，人在打喷嚏时，眼睛会本能地闭上。

打喷嚏时，我们需要用很大的力量逐出气体，肺内、口腔内、鼻腔内都有很大的压力，不但有关呼吸的肌肉参与到这一活动中，同时，突然剧烈的收缩，导致颈部、面部、额部的肌肉都十分紧张，支配闭眼的肌肉也会收缩，因为它与面部肌肉都受面神经的支配，于是人就会不由自主地闭上眼睛。打喷嚏时神经系统要高度集中精力，闭上眼睛，人便可以不受外界因素的干扰，才能完成打喷嚏的一系列反射。

如果睁着眼睛打喷嚏，喷嚏的压力就有可能严重伤害泪腺导管，甚

至使视神经受到创伤。所以，为了保护脆弱的眼睛，人类在漫长的进化过程中，大脑就形成了这种本能反应。

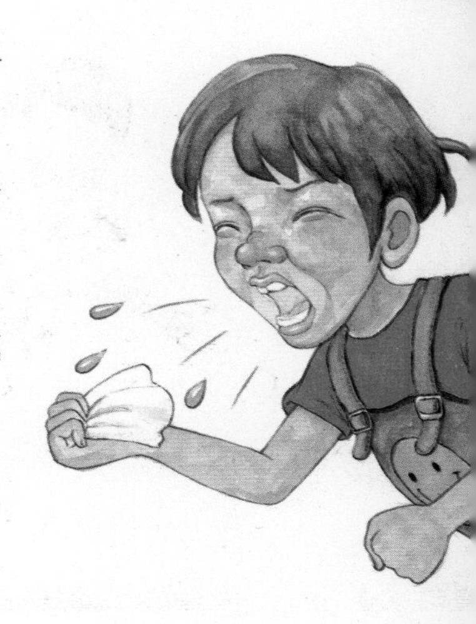

打喷嚏是正常的生理现象，你知道打喷嚏应该注意什么吗？打喷嚏时不要对着他人，可以肘部掩着鼻子。这样既能避免鼻涕四射，也不会让手被污染，从而大大减少了将病菌传播给别人的机会。

打喷嚏时应该适度张开嘴巴，让气压降低一些，以免气体倒灌到鼻窦中去。打喷嚏时尤其不宜捏住鼻子，切忌紧闭嘴巴。

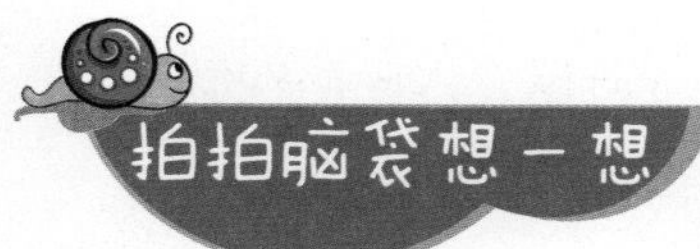

中暑了该怎么办？

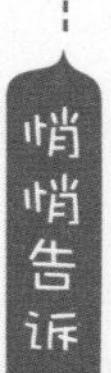
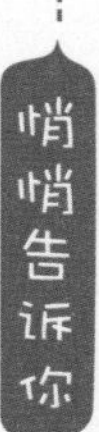

中暑后会出现胸闷心慌、皮肤发烫等症状，严重时还可能出现昏迷、说胡话、肌肉痉挛等症状。见到这种患者，我们应采取急救措施。

首先，大家应该把中暑的患者迅速转移到阴凉通风的地方，解开患者的衣领扣，保持呼吸畅通。用冷毛巾敷在患者的头部，给患者降温，如果在家里可以用电风扇吹风。

接着，给中暑患者喝一些清凉饮料或服用适量的仁丹、十滴水、避暑丹等药品。

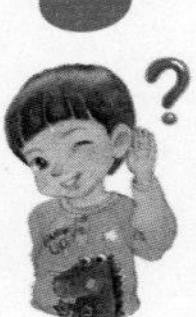

如果中暑患者已经昏迷，我们则可按他的人中，给他服用热盐水。人中位于人体鼻唇沟的中点，上嘴唇沟的上 1/3 与下 2/3 交界处，是急救昏厥者的要穴。

此外，我们还可用冰水或冰块给中暑患者降温。采用这一办法时要注意温度，不能上去就用冷冰冰的冰块，而应逐步进行。

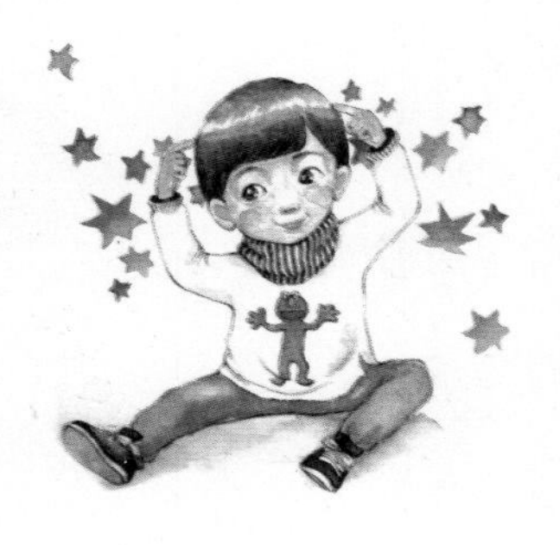

打哈欠会传染吗？

大家应该都打过哈欠，可不知道你发现没有，人在打哈欠的时候，嘴巴张得很大，顺便做了一次深呼吸。换句话说，人打一个哈欠就可以把身体积累起的二氧化碳呼出去，再吸入新鲜的氧气。可见，打哈欠对人体是有保护作用的。

科学研究表明，人在睡眠不足、疲劳、寂寞等时候，大脑的抑制过程占优势，兴奋过程处于劣势。这时身体的某些生理活动进入抑制状态，而呼吸系统首当其冲。由于血液中积蓄了过多的二氧化碳和进行生命活动所产生的废物，呼吸也开始减慢并变得更加深沉起来。这影响到大脑的呼吸中枢，于是人打起哈欠来了。

可见，打哈欠是人缓慢深吸气，而后又迅速呼气的生理现象，也是人体无法抑制的呼吸运动。更为有趣的是，很多人聚集在一个房间里，长时间听别人讲话时，人们总是爱打哈欠。你如果注意观察还会发现，当一个人打了一个哈欠之后，其他人也会接连不断地打起哈欠来。那么，是不是打哈欠也会“传染”给别人呀？

打哈欠的“主管”是大脑，而大脑暂时可以抑制住哈欠。可是，人们在见到别人打哈欠时，自己的精神也会在不知不觉中受到影响，松弛

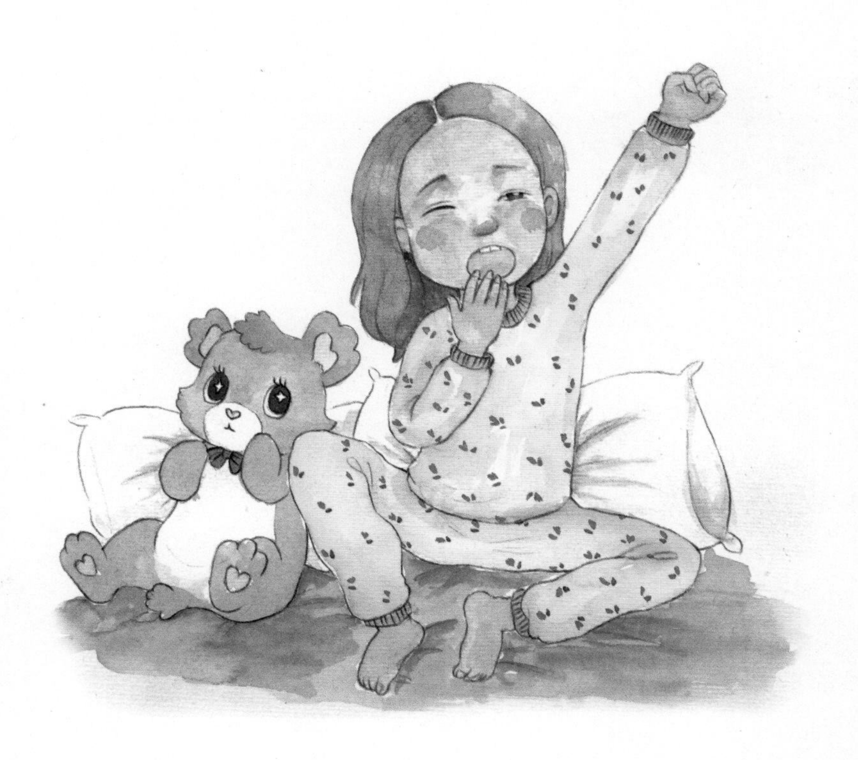

下来，再不听大脑的指挥，也打起哈欠来。在他人看起来，众人打哈欠好像是受到“传染”似的。但分析起来，屋子不大，人又多，时间一长，屋子中的氧气就会减少，二氧化碳就会提高，人们都想多吸一点氧气，于是连续打起哈欠来。

打哈欠是人体的一种本能反应，它像心跳、呼吸一样，一般不受人的意志所控制。它对保护神经细胞，增加大脑血液的供氧，提高人体的应激能力等，都具有良好的作用。打哈欠可以帮助喉肌放松下来。一般而言，打 3 ~ 5 个哈欠再加伸懒腰，就有很好的放松效果。

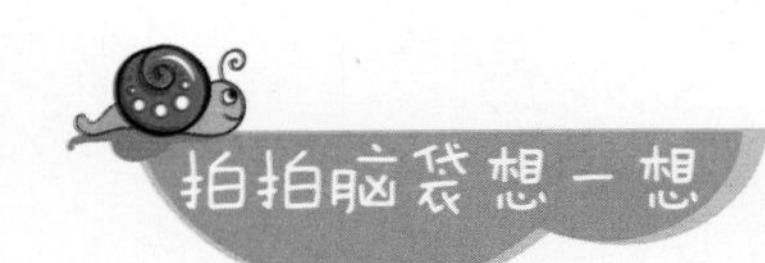

发高热怎么办?

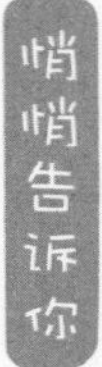

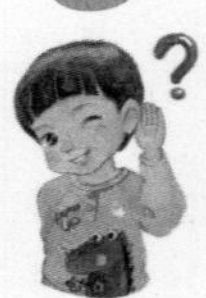

如果你感冒发热了，可以进行如下的处理：

首先，安静地躺下，尽量多喝一些白开水。

其次，坐在床上，用50%酒精或白酒擦腿，擦完一条腿，再擦另一条腿。

第三，额头冷敷湿毛巾，夏天则可以用冰块来降温。

第四，还可服用一些退热药，如复方阿司匹林、醋氨粉或其他退热药。

最后，还可坐在温水浴盆中坐浴，这样也可降低体温。如果体温还降不下来，那就要马上去医院就医了。

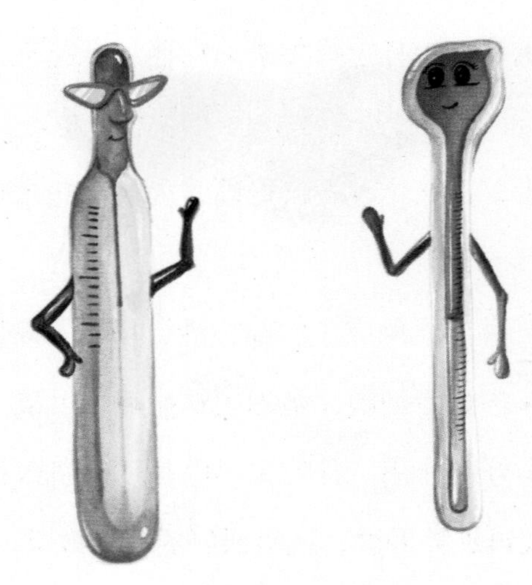

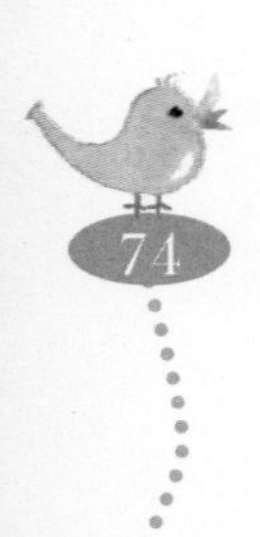

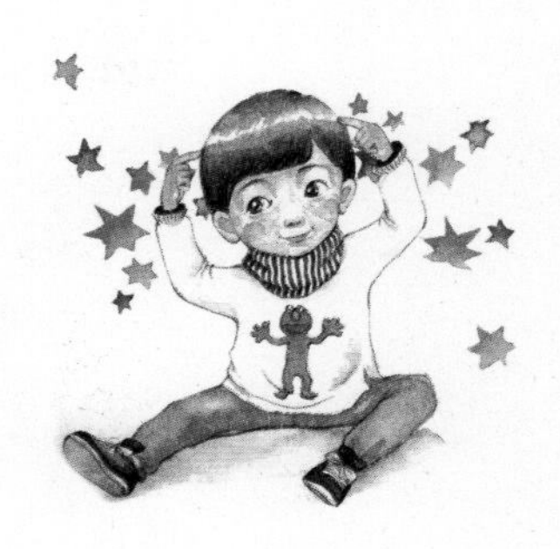

突起的鼻子有啥用？

每个人都有一个鼻子，但你想过吗，这突起的鼻子有什么用呀？你可能会说，鼻子是管呼吸的呀。不错，鼻子的确负责呼吸。那么，空气在鼻腔（鼻子的空腔）中是怎样通过的呢？

实际上，我们的鼻腔不是一条直线直接到达肺部的，而是有些地方宽松，有些地方狭窄。狭窄的地方会使空气通过时增加一些阻力，它的好处是可以延长吸气的时间，使胸腔扩大的速度大于气体进入肺部的速度，从而在胸腔形成负压，有利于两肺扩张，吸入更多的空气；而在呼气的时候，使空气停留在肺部的时间更长一些，这样更有利于气体在肺部进行交换，获得更多的氧气。

鼻子除了呼吸功能外，还有保护肺部的功能。如果鼻子没有一定的结构和功能，肺部早已经成垃圾桶了。具体说来，鼻子拥有空调、加湿器、空气过滤器的作用。

鼻子像一台“空调器”。鼻腔内有黏膜，上面有丰富的毛细血管，当空气经过这里时，热血就会将空气迅速加热，避免过冷空气对鼻黏膜的刺激。

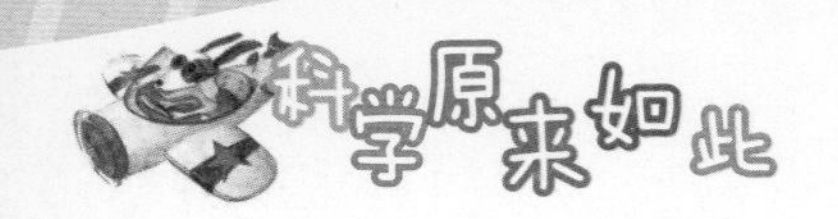

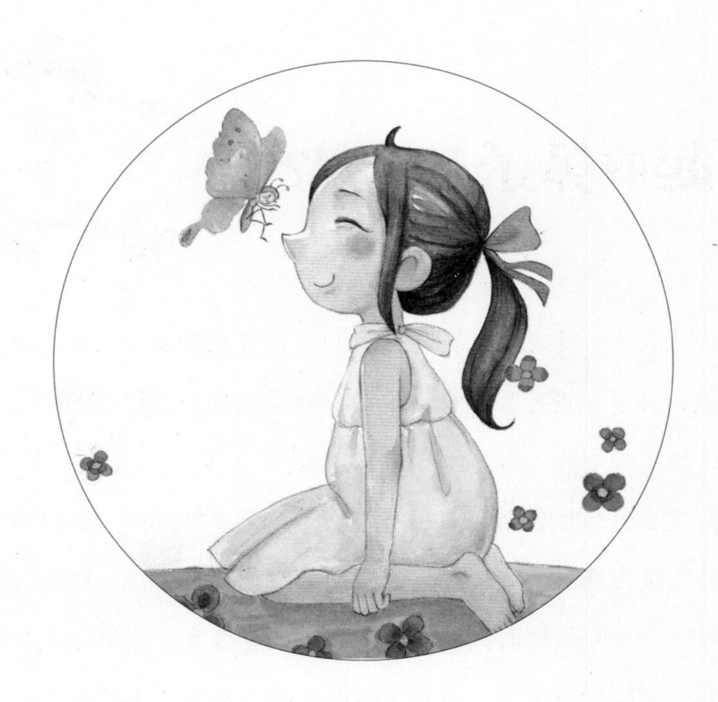

鼻子像一台“加湿器”。空气里虽然含有水分，但对人体的呼吸道和肺部来说还是有点干燥。这时候，鼻腔就会起到加湿作用，具体由鼻腔黏膜来完成。

鼻子像一台空气“过滤器”，有清洁的作用。为了保持人体的“洁净”，小小的鼻子可是竖起了四道防线。第一道防线就是鼻孔里的鼻毛，这些密密麻麻的鼻毛就像一片小树林，可以挡住较大的灰尘颗粒。第二道防线是刺激性的喷嚏，打喷嚏并不只是受凉后才发生，鼻腔受到异物如灰尘等的刺激后也会引起打喷嚏，一个喷嚏就可以把许多灰尘排出来。

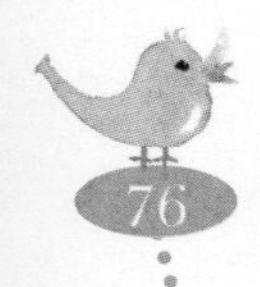

所以打喷嚏时不要朝向别人，那是不卫生、不礼貌的行为。第三道防线就是黏膜中的纤毛运动，这种运动能够将细菌和灰尘向后推送至咽部，然后经咳痰吐出。第四道防线就是黏液层中含有的溶菌酶等，它们能够杀死一些细菌。

另外，鼻子还能闻香纳臭，这就是鼻子的嗅觉功能。鼻子上方的嗅黏膜上有大量的嗅细胞，所以鼻子还可以用来闻气味。当空气中含有气味的微粒到达嗅觉细胞时，嗅觉细胞受到刺激产生神经冲动，神经冲动沿着嗅神经传到大脑皮层的嗅觉中枢，从而形成嗅觉。

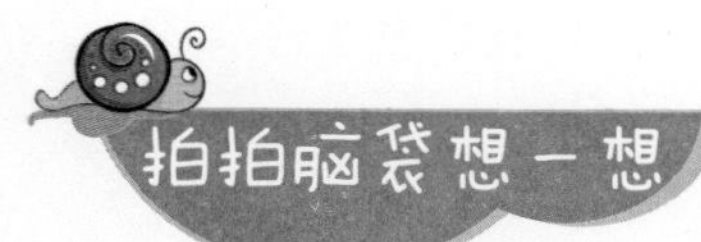

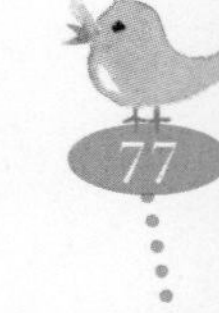

吃东西噎住了怎么办？

悄悄告诉你

吃饭时说笑，就有可能被饭噎住。

对于被饭噎住的人，如果他的意识还清醒，应鼓励他咳出堵塞物。如果他咳不出东西，我们可拍他的背部，促使堵塞物移动，然后用力推压他的腹部，强迫肺中的残余空气排出，以便将堵塞物排出。

如果被饭噎住的人失去意识，应该对他进行人工呼吸，并拨打120急救电话。在处理时，应保持他的原有姿势，尽量不要去移动他。

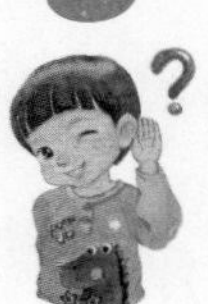

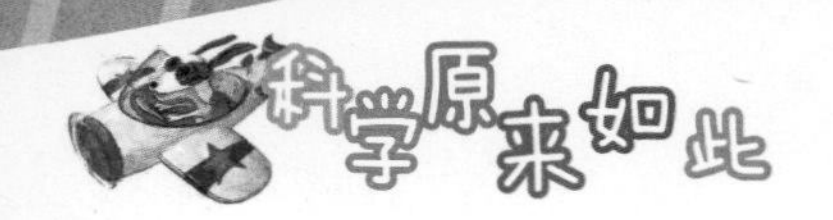

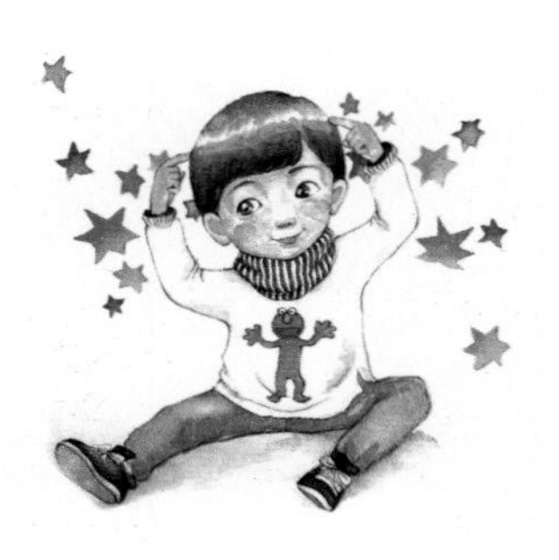

人为什么会流鼻涕？

我们在感冒时，就会比较容易感受鼻涕的存在。可实际上，我们每天都离不开鼻涕。

人的鼻子时时刻刻都在不断地流出鼻涕，鼻子每天大约要产 1 000 毫升鼻涕。奇怪的是，除了感冒、鼻腔发炎等情况外，我们几乎感受不到鼻涕的存在。这是为什么呢？

原来，鼻腔里覆盖着松软犹如红地毯的黏膜，这上面分布着大量的毛细血管，附着大量的腺体，这些腺体会产生大量的分泌物。腺体如同一辆辆洒水车，不断“喷”出细小的雾滴，使鼻腔保持湿润，有利于鼻腔粘住由空气中吸入的灰尘、花粉、微生物，以免它们刺激呼吸道引起感染。这一部分分泌物被蒸发掉，只有少部分的腺体分泌物变成了多余的鼻涕，被人擤出鼻外；另一部分下行到咽部，被咽下或吐出。

所以，在正常的情况下，我们感觉不到鼻涕的存在。当我们感冒时，鼻黏膜受到病毒的侵犯，产生大量的黏液，而清扫黏液的纤毛也受到病毒和细菌的损害，无法清扫黏液，所以就会有大量的黏液堵在鼻腔里，这便是人们所说的鼻涕。

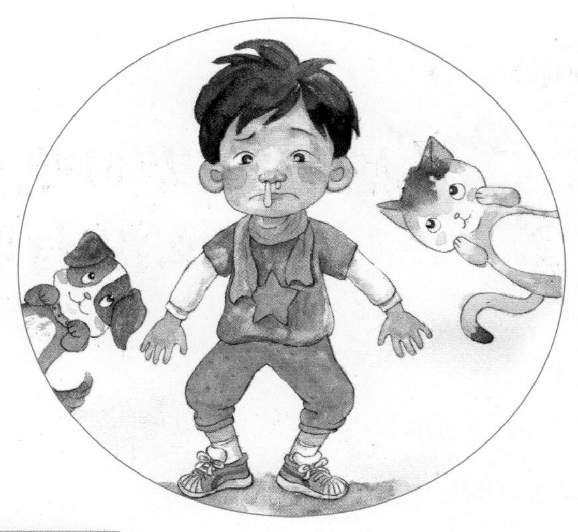

拍拍脑袋想一想

为什么说挖鼻孔不好？

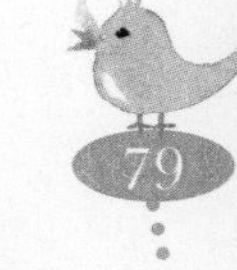

悄悄告诉你

有些小朋友喜欢挖鼻孔，可大家知道吗，这样做很不好。

经常用手指挖鼻孔不仅不雅观，还很不卫生，而且还会对健康不利。经常挖鼻孔往往容易导致鼻炎，还会使鼻孔内的毛细血管受到损伤，导致流血现象。挖鼻孔容易挖掉鼻毛，少了鼻毛，鼻腔就无法挡灰尘，呼吸器官容易得病；还容易弄伤鼻黏膜，鼻黏膜受伤了，你就得常常拖着鼻涕。况且，挖鼻孔还会使鼻孔变大，影响美观呢。所以说，大家可别再用手指挖鼻孔了。

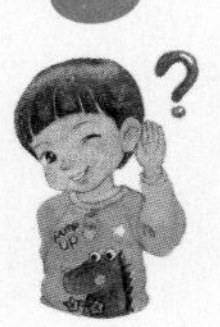

我们不能随便挖鼻孔，可鼻孔的清洁却很重要。那么，我们该怎样做，才能既保持鼻孔的清洁，又不损伤鼻子呢？

如果鼻孔中有鼻涕，我们就可以在清除鼻涕时把鼻孔中的污垢一起清除。洗鼻孔时，可以用食指的指腹清洗鼻孔内上部位，用无名指的指腹清洗外下部位。我们也可以在每天洗脸时，将毛巾浸湿后放在鼻孔上，让鼻子用力去吸取毛巾中的水分，然后再像清除鼻涕一样清除鼻孔中的水分，这样就能把鼻孔中的污垢清除掉。如此反复多次，就能达到很好的效果了。

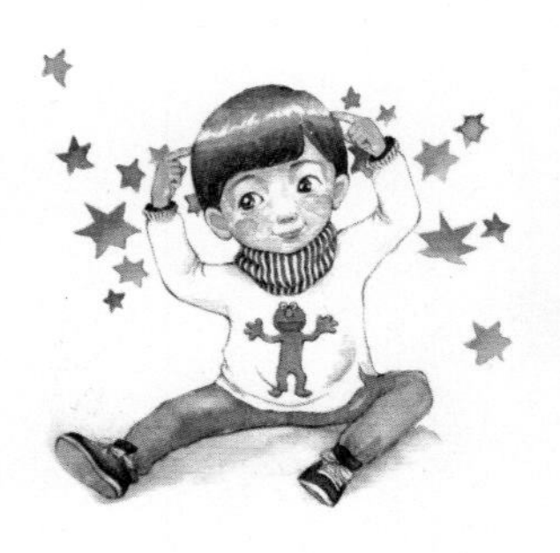

感冒鼻塞时吃东西为什么没有味道？

大家应该都有这样的体会，在感冒鼻塞时吃东西，往往觉得没什么味道。这是怎么回事呢？

感冒会引起鼻塞，鼻黏膜充血，呼吸不畅，通常还伴有发热、全身不适或食欲减退等全身症状。我们的舌头表面密布着许多小小的突起，这些小突起形同乳头，医学上称为“舌乳头”。每个舌乳头上面都长着像花蕾一样的小东西，这就是味觉感受器——味蕾。

人在儿童时期，味蕾分布较为广泛，到了老年时则因味蕾萎缩而减少。不同位置的味蕾，其工作任务还各不相同呢！舌尖上的味蕾主要品尝甜味，舌两侧的味蕾对酸味敏感，舌尖侧缘的味蕾对咸味敏感，而感受苦味的味蕾则在舌根部。舌头就是靠着这些味蕾品尝出味道的。所以大家吃药的时候，千万不要把药片放在舌根，而要放在舌前部。我们感冒时，由于身体发热，味蕾的敏感性也发生改变，从而使味觉细胞反应迟钝，味觉减退或异常，出现口中乏味或口苦等现象。同时，由于鼻塞及鼻黏膜病变，自然会使黏膜上的嗅觉感受器对气味的敏感性也减退，影响食欲，加重口中乏味的感觉。不过，大家不用担心，注意饮食清淡些，多喝水，等康复后，嗅觉及味觉也会逐渐恢复。

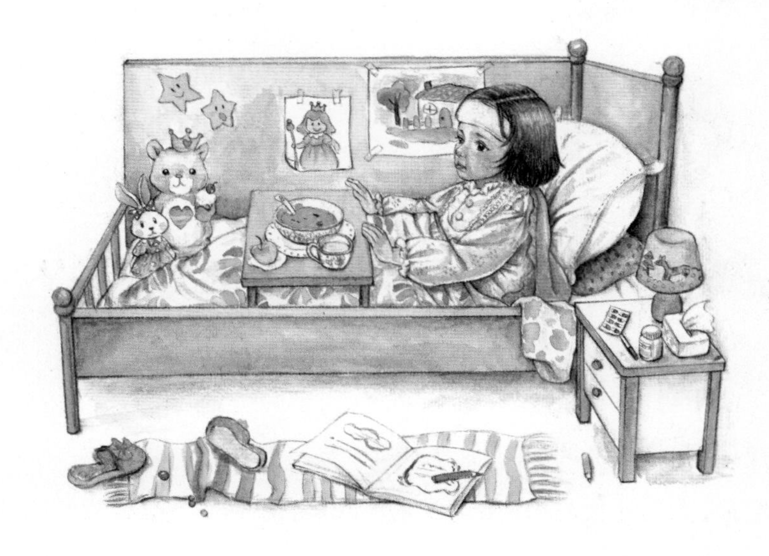

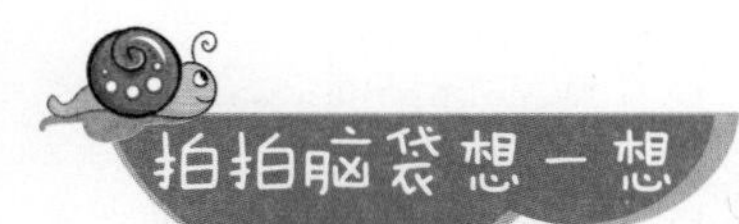

感冒时，鼻子为什么不透气？

悄悄告诉你

感冒多是由病毒引起的一种呼吸道传染病，它的主要病变部位在上呼吸道，包括鼻、咽、喉，因而人们又将感冒称为“上呼吸道感染”。呼吸道包括鼻腔、咽、喉、气管、支气管等，是气体进出人体的必经之路，而感冒时最先受到影响的部位是鼻腔。

鼻腔的表面为鼻黏膜，黏膜经常分泌少量黏液来清洁吸入的空气。人在感冒时，会引起鼻黏膜发炎，黏膜组织充血、肿胀，从而引起鼻腔缩小；同时，鼻腔上的毛细血管极其丰富，感冒会导致毛细血管扩张，分泌物增多，使气体出入进一步受到阻碍，引起鼻塞的症状。

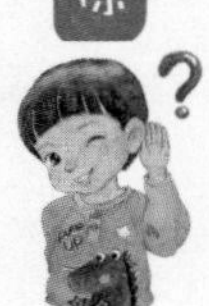

通常，我们的两个鼻孔也不是同时呼吸的，它们也是轮流“执勤”的。每隔三四小时，左右鼻孔就要“换班”一次。当我们感冒时，鼻子轮流通气的情况就会表现得更加明显：一会儿这个鼻孔通气，一会儿那个鼻孔通气。

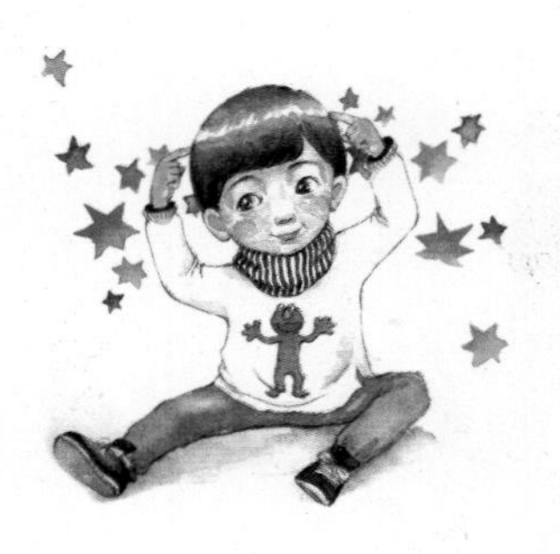

吃饭时为什么不能说笑？

小朋友，吃饭的时候，千万不要说笑。这是为什么呢？

原来，人的呼吸道和消化道共有一个咽部，咽部下端有两条管道——气管和食管。气管的起端有一块软骨，叫会厌软骨，在神经的支配下，会厌软骨能密切配合人体的呼吸和吞咽动作。人在呼吸、说话时，会厌软骨开放；进食、吞咽时，会厌软骨便关闭，使食物不能进入气管，而顺着食管进入胃肠道。

另外，人的呼吸和吞咽动作是不能同步进行的。若吃饭时说笑，会厌软骨来不及闭合，食物误入气管，会引起剧烈咳嗽。如咳嗽不出来，就会发生危险。小孩的神经调节系统还不够健全，更容易发生这种情况。因此，小孩在进食的时候，大人不要去逗弄他们。

另外，吃饭时大声说笑，容易引起唾沫四溅，还会使口腔中的病菌随唾液飞溅至别人身上，传播疾病，既不雅观又不卫生。所以，大家在吃饭时不要说笑。

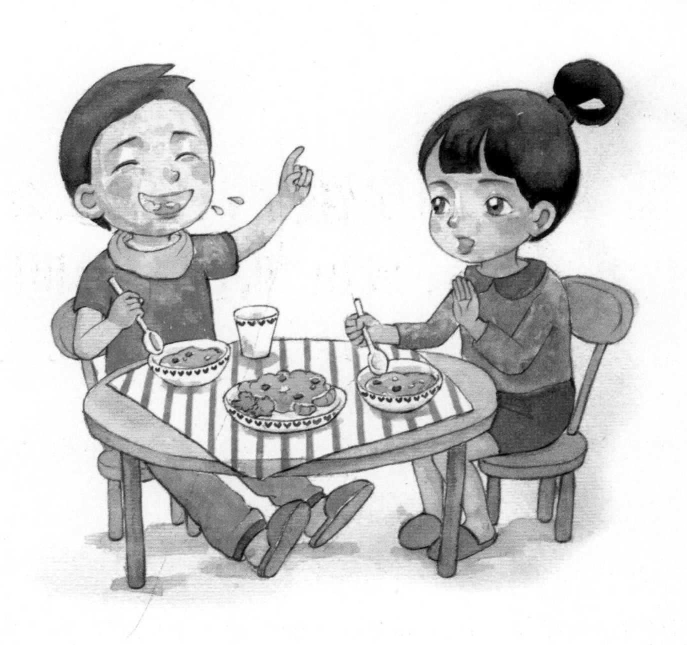

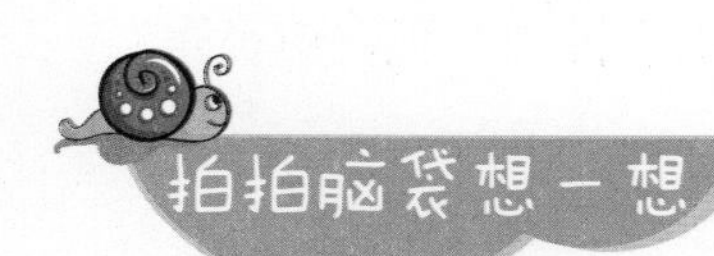

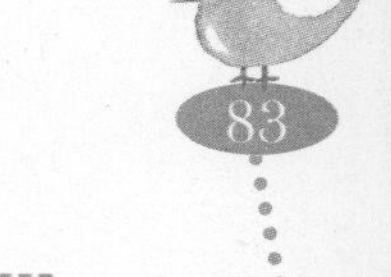

吃饭时应该注意什么问题呀？

悄悄告诉你

吃饭时除了不能大声说笑外，还应该注意一些别的问题。

第一，吃饭时不能做其他事，如看电视和书、玩手机等。

第二，吃饭时应该细嚼慢咽，这样有利于身体健康。

第三，吃饭时尽量不要发出声音，因为这是一件不礼貌的事情。

第四，吃多少盛多少，不能浪费粮食。

小朋友们，你们记住了吗？

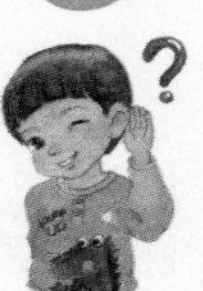

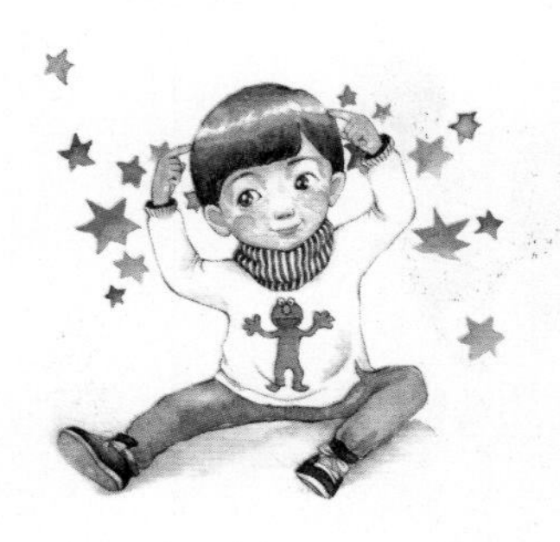

肚子饿了，为什么会发出“咕噜”的叫声？

我们都有这样的体会，在饥饿难当的时候，肚子会发出“咕噜，咕噜”的声音。这是怎么回事呢？

我们吃进胃里的食物，在胃里初步消化后被送入小肠。将胃里的食物送入小肠叫胃的排空，但这需要一定的时间。不同的食物，排空的时间不同：如果纯粹是糖类食物，一般 2 小时左右就能排空；蛋白质类食物约需 3 ～ 4 小时能排空；纯脂肪类的食物约需 5 ～ 6 小时能排空；而混合类食物需要 4 ～ 5 小时才能排空。当胃中食物排空后，胃、肠里就没有食物了，胃和肠都会分泌消化食物的液体，还会收缩。这样，胃、肠分泌的液体就会向下流。

实际上，不论什么时候，胃中总存在一定量的液体和气体。液体一般是胃黏膜分泌出来的胃消化液，量并不太多。胃中的气体一般是在进食或咽唾液时，随着食物或唾液一起吞咽下去的。这样，在胃壁剧烈收缩的情况下，胃中的这些液体和气体就会被挤捏揉压，东跑西窜。在肠、胃中没有食物的缓冲和阻挡的情况下，这些气体和液体交汇时就会发出声音，也就是我们所听到的“咕噜，咕噜”的声音。

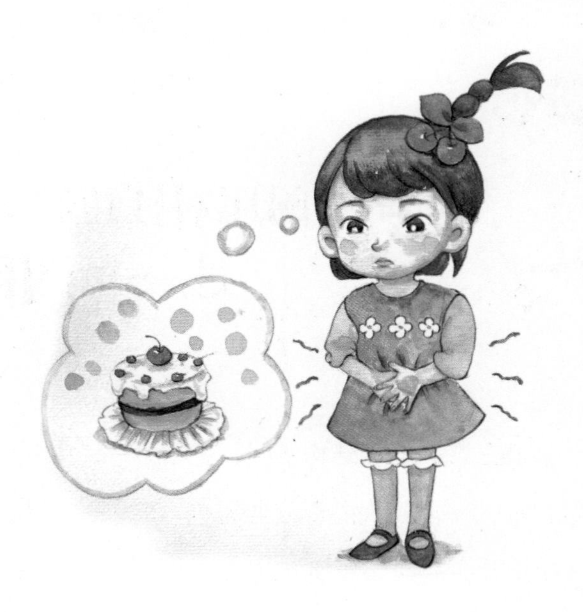

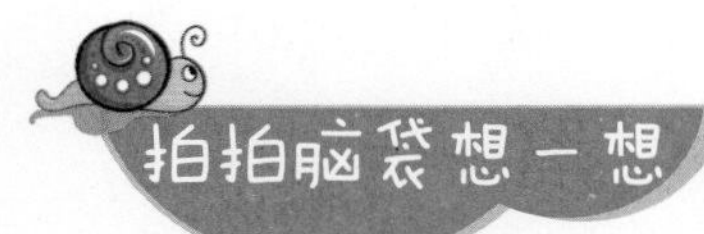

对付牙疼有办法吗？

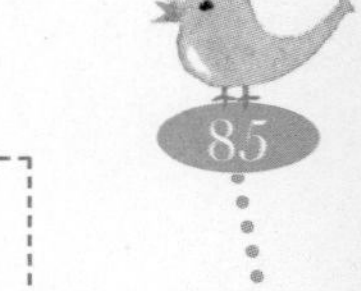

悄悄告诉你

俗话说，“牙疼不是病，痛起来要人命”，可见牙疼可不是小事。现在这里给大家介绍几种有关牙疼的紧急处理方法。

第一，如果牙疼是由牙齿有龋洞引起的，那么可用花椒一枚，嵌入龋齿处，疼痛可缓解。或者，取一朵丁香花，用牙齿咬碎后填入龋齿空隙里，几小时后就会使牙止疼，并且在较长的一段时间内牙齿不再疼痛。

第二，用手指按摩压迫和谷穴，即手背虎口附近，可减轻牙疼带来的痛苦。

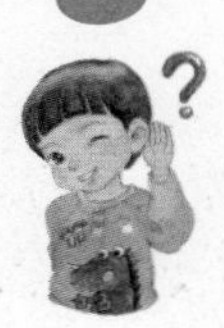

第三，用盐水或白酒漱口，多漱几次，也可以缓解牙疼。

第四，如果牙齿遇热而痛，多是积脓引起的，可以用冰袋冷敷颊面，以此来缓解疼痛。

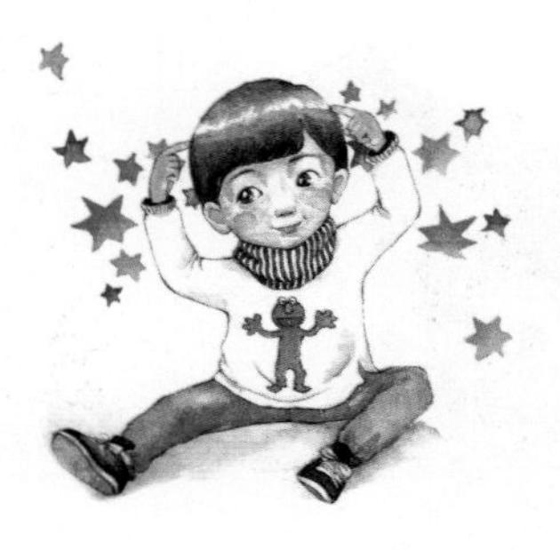

阑尾和盲肠是一回事儿吗?

阑尾和盲肠连在一起，结构不同，可不是一回事儿。

大肠最前面的一段粗大的部分像一个盲囊，被称为盲肠。它很短，只有 6 ~ 8 厘米长，一头与小肠相连接。在盲肠和小肠相通的地方，有一个瓣膜，被称为回盲瓣，它好像一扇大门，守在两端肠子之间，可以随时开闭。回盲瓣的主要功能，是让在小肠已经消化过的食物残渣进入大肠，并且不能倒流。

盲肠还有吸收水分及暂时贮藏食物、排泄机体代谢废物的功能，如肝脏的胆色素衍生物以及某些重金属盐类都是靠它排泄出去的。

另外，盲肠里还有许多细菌，它们可以利用肠子里简单的物质，制成人体需要的重要营养物质，如 B 族维生素、维生素 K 等。所以，盲肠有了炎症不能同阑尾一样随便割去，它可是极为有用的器官。

在盲肠的内侧有一条细而长狭的肠子，长 7 ~ 9 厘米，人们称之为“阑尾”。阑尾是个盲端。如果阑尾发炎，我们会感到腹部右下方异常疼痛。曾几何时，人们以为阑尾没有什么作用，而且还容易患病，所以一经确

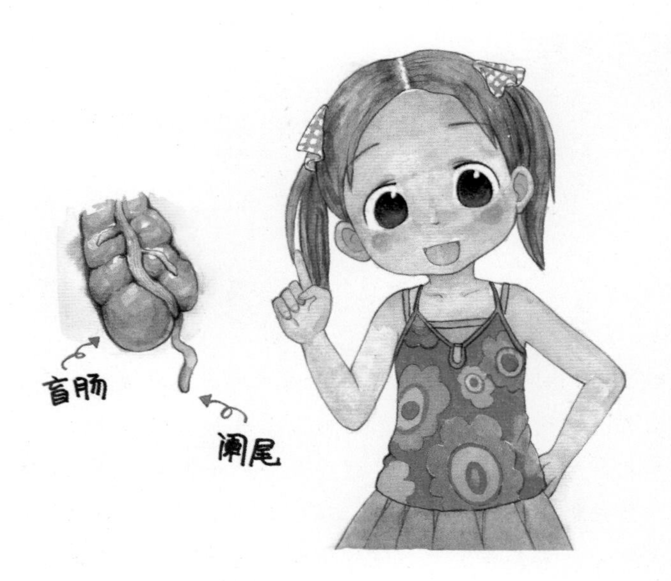

诊阑尾炎就主张切除阑尾。有的国家甚至还规定，新生儿在婴儿时期一律要切除阑尾，“以防后患”。随着科学的发展，人们对阑尾的认识不断更新，也就不再如此盲目地切掉阑尾了。

新的研究发现，人的阑尾具有产生 B 细胞和 T 细胞的功能，对维护人体正常的免疫功能起着重要作用。如果切除阑尾，就会使机体抵抗力降低，易罹患感染性和传染性疾病，癌细胞也会出来兴风作浪，增加患恶性肿瘤的概率。

医学家通过对癌症分类的比较发现，胃癌、大肠癌、乳腺癌等各种病症中，阑尾切除率与恶性肿瘤的发病率确实有着明显的关联性。

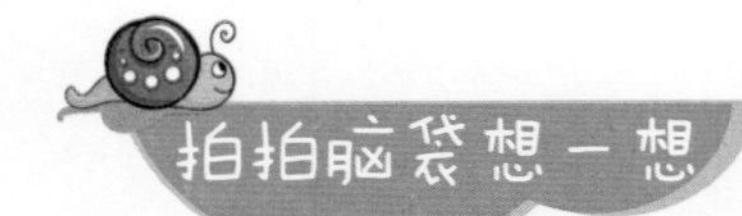

饭后蹦蹦跳跳就会得阑尾炎吗？

悄悄告诉你

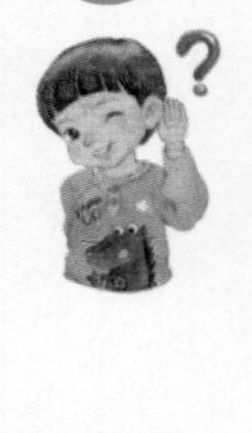

不少家长认为，孩子饭后蹦蹦跳跳会得阑尾炎，因此不让孩子饭后进行活动。

事实上，饭后休息，不参加剧烈的活动尤其是体育活动，将有利于食物的消化。人吃过东西后，大量的血液流入消化系统，以加强对食物的消化和吸收。同时，消化腺会分泌更多的消化液，来消化分解食物。如果饭后进行剧烈运动，部分本该用于消化的血液就会被迫分流入肢体，来参与运动系统的活动。这样一来，消化系统中的血液就会减少。长期这样，势必会造成消化不良。

不过，饭后活动与患阑尾炎似乎没有因果关系，也没有这方面的医学报道。研究发现，患有阑尾炎主要是阑尾腔中有不同原因的梗阻，诸如粪块、食物残块、阑尾本身扭曲及寄生虫（如蛔虫和蛲虫）或感染了细菌等。此外，胃肠道功能紊乱也可使阑尾壁内的肌肉发生痉挛，影响阑尾的排空甚至影响阑尾壁的血循环，从而引发阑尾炎。

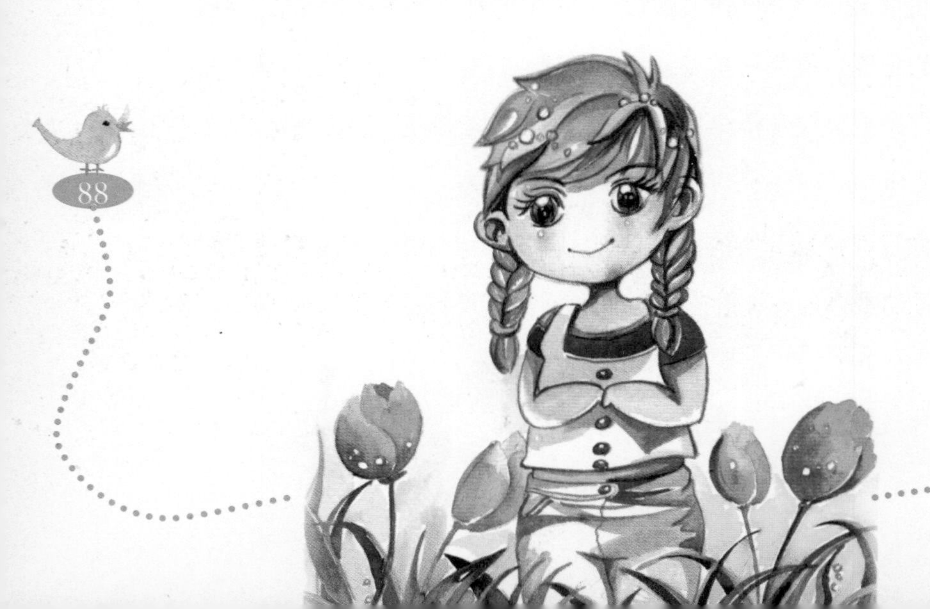

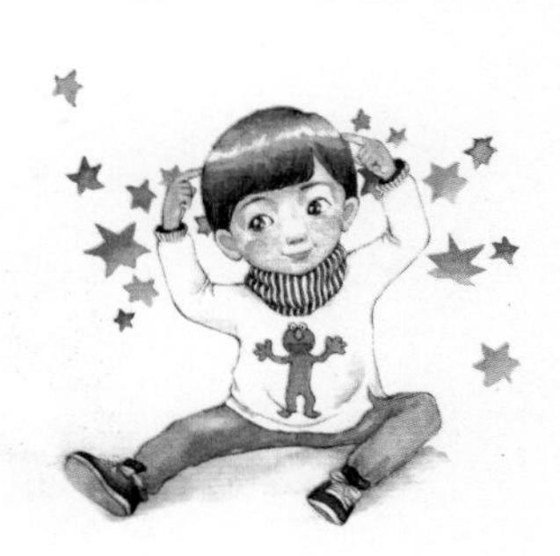

喝汽水后为什么会打嗝？

喝过汽水的人都有这样的体验，喝进汽水不久，就会“呃、呃”地打嗝。这是怎么回事呢？

说到这个问题，我们首先要来了解一下汽水是怎么制作的。在工厂里，工人用很大的压力把二氧化碳气体压进水里，加上适当的配料，如糖、香料等，然后装进瓶子里，加盖密封。这时候，二氧化碳溶解在水中，形成了碳酸。

当人们准备喝汽水而打开瓶盖时，瓶子的压力小了，部分碳酸又马上分解成二氧化碳，于是汽水中出现一个个小气泡。当人们把汽水喝进肚子里后，汽水中的碳酸便随之进入人体，碳酸因此被加热，随之分解成水与二氧化碳。但这些二氧化碳既不会被胃肠道消化吸收，也不易溶解于水，还会带着胃里的热气往外冲，就会使人不断地打嗝。

二氧化碳在进入人体到排出体外的过程中，会带走一部分热量，所以饮汽水又有清凉消暑的作用。所以，这个打嗝的现象，就是人本能地排出多余的二氧化碳的能力。

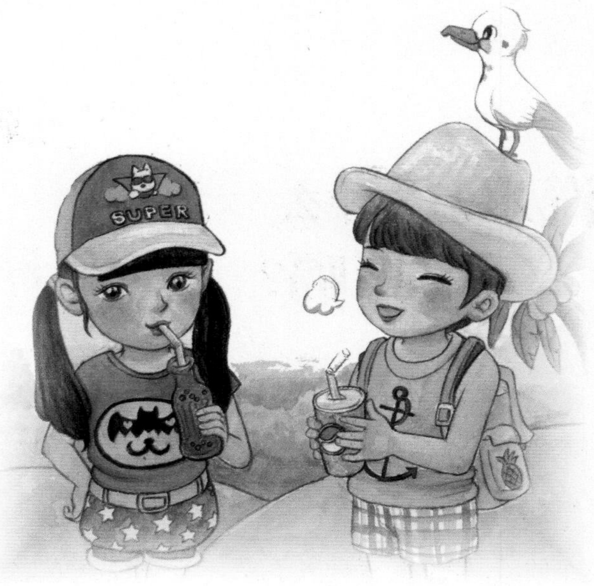

拍拍脑袋想一想

能把汽水当水喝吗?

悄悄告诉你

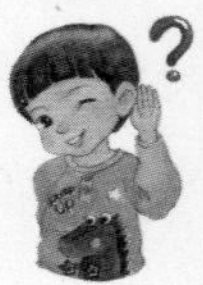

大家或许都喝过汽水吧！想一想，我们可以把它当水喝吗？

当然不能。至于原因，则是多方面的。

首先，汽水等饮料中含有较多的糖分以及二氧化碳，饭前喝汽水会使孩子有饱腹感，免不了会影响食欲。

其次，喝汽水还容易使孩子患龋齿。最新的研究认为，饮料会损害牙齿表面的保护层——牙釉质。

第三，在汽水型饮料中含有碳酸氢钠这种物质，它可以中和胃酸，影响胃酸的分泌和杀菌作用。

第四，有些质量低劣的汽水，添加的物质以及防腐剂过多，会引起孩子消化系统的疾病。

第五，喝饮料会摄入过多的热量，造成体重增加，引起肥胖。

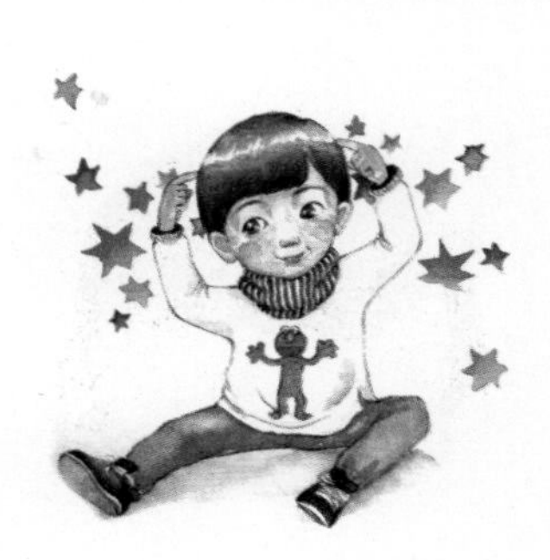

打嗝与放屁是咋回事？

打嗝与放屁都是正常的生理现象。可你知道它们是怎么回事吗？

我们首先来说说“打嗝”。打嗝在医学上称为呃逆，又称打呃。许多人都有打嗝的体验。可打嗝是怎么回事儿呢？原来，在人体的胸腔与腹腔之间有一层由肌肉组成的膈肌。它不但将人的体腔分隔成胸腔与腹腔，而且还具有辅助呼吸的作用。当这块膈肌受到意外刺激时，会产生不正常的强烈收缩，也就是发生痉挛。这时，空气被迅速吸进肺内，两条声带之中的裂隙骤然收窄，因而会产生奇怪的声响。

当我们吃东西吃得太快，或者张口大笑吸入了大量的冷空气时，都可能引起打嗝。打嗝是难以控制的。一般情况下，一次打嗝持续的时间不过几分钟，但有时也会持续很长时间，甚至是一天半日。可是，如果打嗝时间过于久，就需要警惕了，这时可以寻求医生的帮助。

说完打嗝，我们再来说说“放屁”是怎么回事儿。所谓放屁，就是将人体肠道内的气体排出体外。可这些气体是从哪里来的呢？

其实，我们在进餐、喝水、吞咽时，会把空气带入胃肠道，唾液泡沫和食物中的气体也随之潜入人体内。此外，胃肠内还有潜伏着数以亿

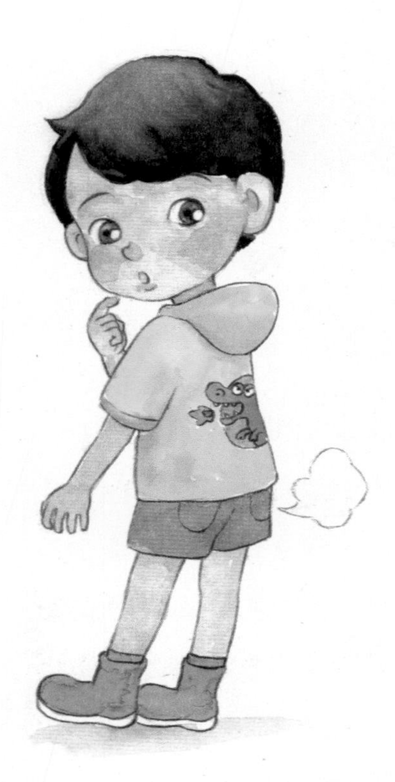

计的各种各样的细菌，它们发酵、分解消化道中的食物的同时，也会产生不容忽视的气体。并且血液中的一部分气体还能渗透到肠道中。

那么，这些气体的去处都是哪儿呢？胃肠道中的气体会通过嗳气，从胃经口而出，或者经吸收弥散到血液中，然后由呼吸系统排出，这主要是指二氧化碳气体。不过，肠道内的气体大部分还是经过肠蠕动而下行，从肛门排出。如果肠道气体积累多了，再加上肛门括约肌收缩紧闭，肠内会形成一个高压区。当气体冲出肛门时，气流会产生振动，像吹口哨似的发出响声，这就是屁。

人体每天的放屁量大约是 400 ～ 1 500 毫升，差异很大。同时，人每天吃不同的食物，产生的气体量也不一样，差别也是很大的。

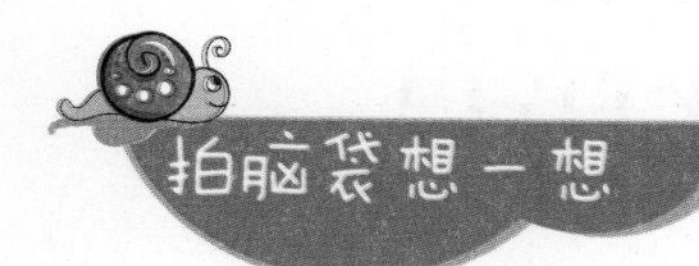

有对付打嗝的方法吗？

我们有时会出现打嗝。这让我们感到十分不舒服，这时该怎么办？

打嗝时，我们可以试着憋一下气，在两次打嗝中间憋气，憋过去就不打嗝啦；还可以试着深呼吸，吸气到不能吸为止，重复几次，也能抑制打嗝；此外，我们还可以利用眶上神经或眼球压迫法，舌头下面含白糖、捏着鼻子喝水、用大拇指用力掐中指指腹等方法来抑制打嗝。

等你下次再打嗝时，不妨用这些方法试一试，看是否能够奏效？

悄悄告诉你

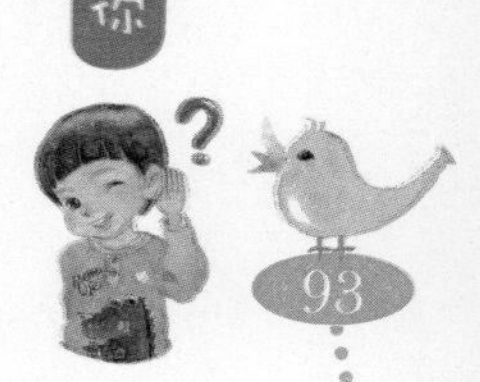

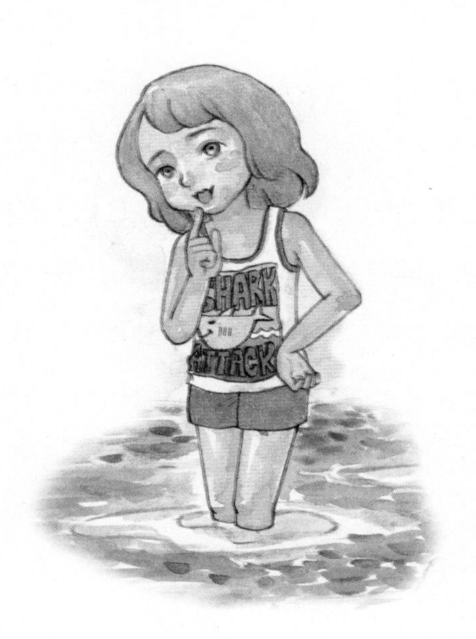

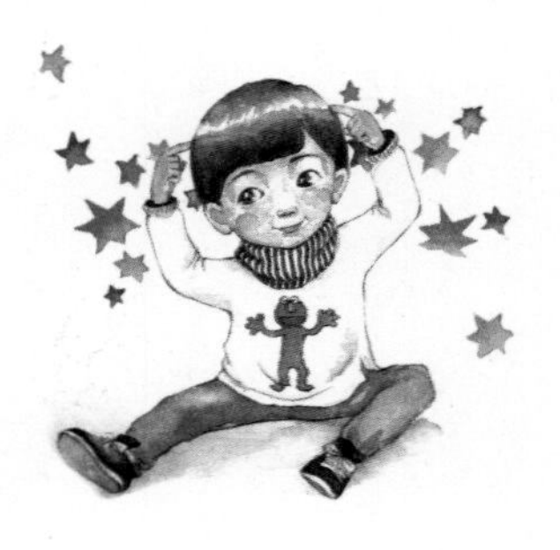

胃为什么不会消化自己?

大家都知道，胃具有消化食物的作用，我们吃进腹中的食物首先是进到胃里的。胃就像是一个大口袋，具有极强的消化能力。有科学家曾把一只活蹦乱跳的青蛙放到狗的胃里，几小时后，青蛙便不见踪影——被胃给消化掉了。大家或许会感到奇怪，胃既然可以将一只完整的青蛙消化掉，那么它怎么没有将自己消化掉呢?

胃会分泌胃液。胃液主要含有胃酸和胃蛋白酶，用以消化食物。胃壁在分泌盐酸以后，盐酸由于受到黏膜表面上皮细胞的阻挡，不会倒流，也就不会腐蚀胃壁。如果上皮细胞遭到破坏，黏膜便会分泌出一种黏液，这种黏液对盐酸有一定的缓冲作用，也能防止黏附在胃黏膜表面的盐酸进入内部。胃黏膜还有“丢卒保车”的本领，它让上皮细胞不停地进行代谢更新，阻止胃蛋白酶吸附在黏膜上，达到保护胃壁的目的。

胃还能分泌一种黏稠的胶冻状物质，这种物质黏稠度很大，它覆盖在胃的内表面，保护着胃表面不受坚硬的食物损伤。另外，由于这种黏稠性物质是弱碱性的，能防止胃酸对胃黏膜本身的消化、腐蚀。因此，胃不会被自己消化掉。

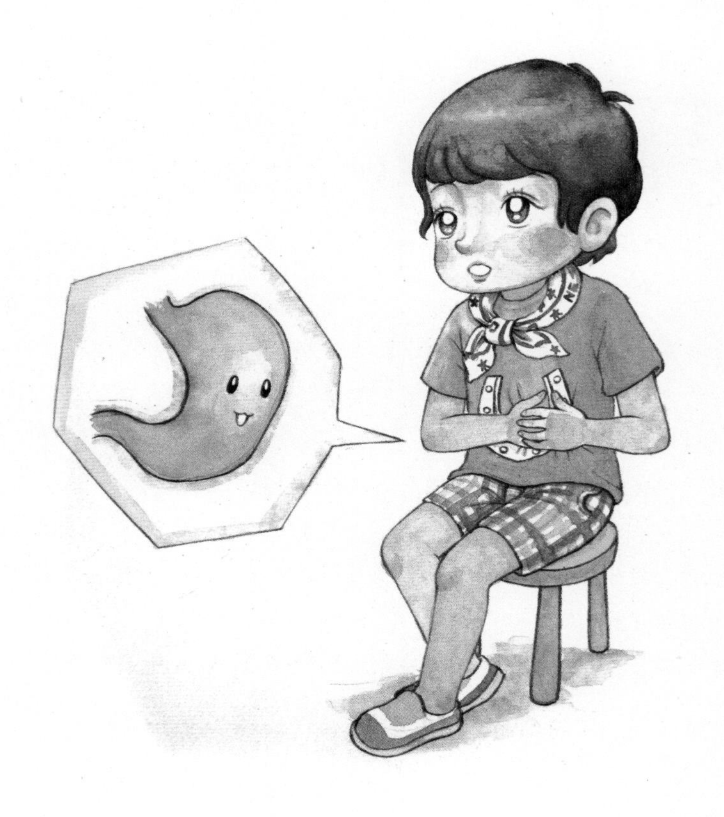

只要黏液膜和胃黏膜这两道“防线”健全，胃就不会被自己分解掉。

另外，人的胃黏膜细胞每分钟大约要脱落 50 万个，3 天之内可以全部更新。这样强大的再生能力，就算消化液对胃壁造成了暂时性的损伤，也会很快得到修复。

所以，在正常的条件下，胃是不能消化自己的。如果胃内产生的胃酸过多，或者空腹吃药损伤了胃壁，胃这才会消化自己，于是就会出现胃溃疡等疾病。如果这样，那就需要进医院就医了。

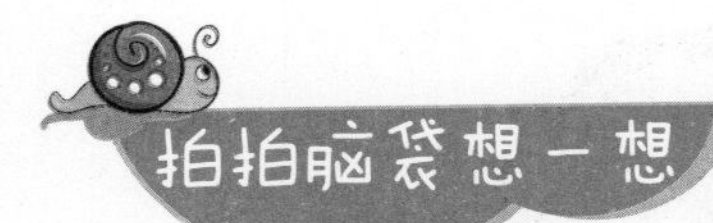

鱼刺卡在喉咙里怎么办？

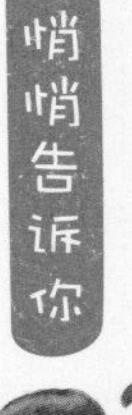

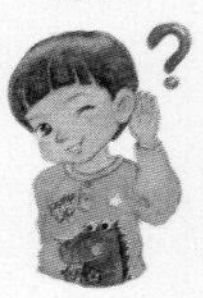

鱼含有丰富的蛋白质，但有的小朋友吃鱼时不得要领，偶尔还会出现鱼刺卡在喉咙里的情况。这里，我们教大家几招，帮助大家取出卡在喉咙中的鱼刺。

鱼刺卡在喉咙里后，先轻轻咳几下，看能不能把鱼刺咳出来。

如果鱼刺卡在口咽部，可让人取出。具体方法是：张大嘴巴，让人用筷子或匙柄轻轻压住舌头，暴露舌根后部，再用手电筒照看，看清鱼刺后，再用镊子夹出。

如果鱼刺卡住了喉咙，可以用冷开水反复漱口，以便将鱼刺咳出。

如果上面这些方法均宣告无效，那就赶快到医院就治吧。

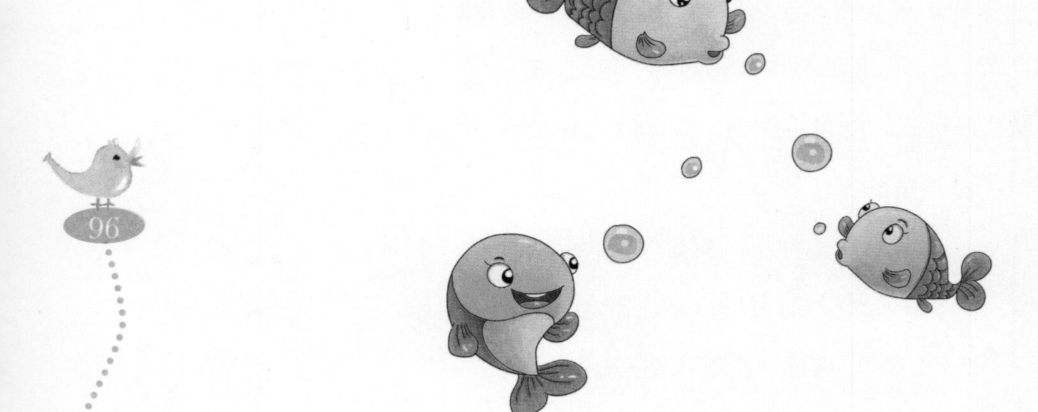

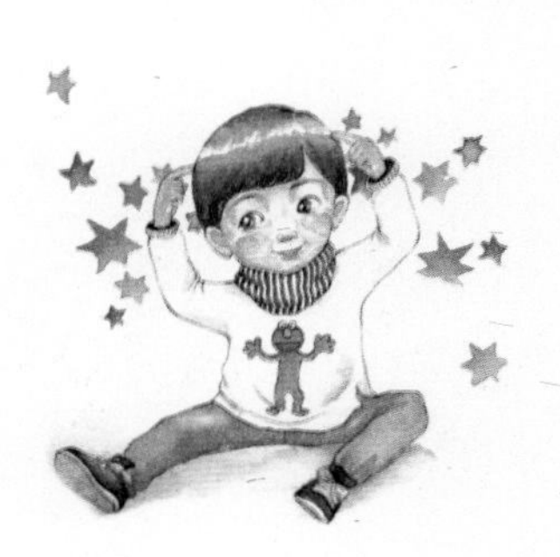

我们吃下去的东西都跑到哪里去了？

我们吃下的东西可多了，如馒头、稀饭、鸡蛋、巧克力、棉花糖、汉堡包等。我们吃下的东西最后都跑到哪里去了？实际上，这个问题涉及食物的消化和吸收等一系列问题。

人们进食后，口腔是消化的第一站。食物被送入口腔后，经舌头搅拌和牙齿的咀嚼，与唾液充分混合，形成食物团。唾液里含有唾液淀粉酶，可以将部分淀粉转变成麦芽糖，所以馒头在多次咀嚼后会有甜味。接着，食物团经过食管抵达胃内。

胃是消化的第二站。胃分泌消化液，消化液中含有盐酸和胃蛋白酶，可以初步消化蛋白质。胃的蠕动使食物团与胃消化液充分混合，形成粥状的食糜后进入小肠。

小肠是消化的第三站。在小肠腺分泌的消化液、胆汁和胰液的共同作用下，食糜被进一步消化成各种身体需要的营养成分，其中淀粉、麦芽糖可以分解成葡萄糖，蛋白质可以分解为氨基酸，脂肪在胆汁的乳化下可以分解为甘油和脂肪酸，而剩下的残渣则被送入大肠。

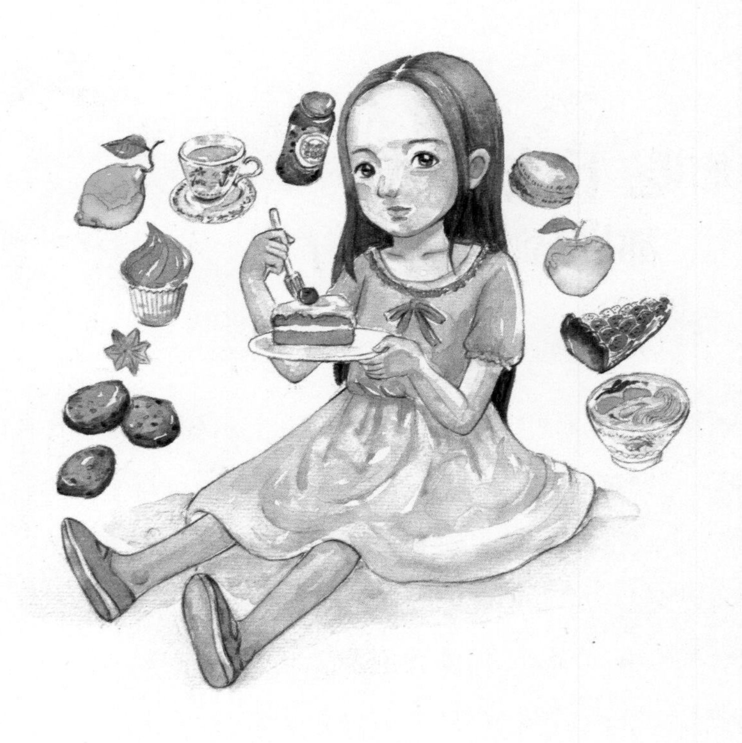

大肠是消化的最后一站，它可以吸收部分水分、无机盐和维生素。最后，它又能将食物残渣变为粪便排出体外。这是营养物质的消化和吸收及其食物残渣排出体外的过程。当然，有些营养物质会被合成自身的物质。

其实，在人体吸收掉的物质中，有一部分要氧化分解释放能量，供我们生命活动的需要。打个比方，人类身体就像一个“大火炉”，它不断“燃烧”我们体内的物质，从而产生热量，供给人体发热，运动，进行各种生命活动。不过，人体这个火炉有点特别，它是在各种酶的共同作用下进行“燃烧”的，这个“燃烧”没有火焰，但可以放出大量的热量。

蛋白质“燃烧”后，除了放出热量外，还会形成尿素、水等物质，让它们随着小便排出体外。脂肪和淀粉等被“燃烧”后，除了放出热量外，也可以形成水和二氧化碳。水可以通过呼吸从鼻孔跑出去，还可随汗液蒸发出去，也可以随尿液、粪便排出去；二氧化碳则可以随着呼吸从鼻孔跑出去。因此，我们所吃进去的东西，在几小时后就会跑掉一部分，也会合成一部分。

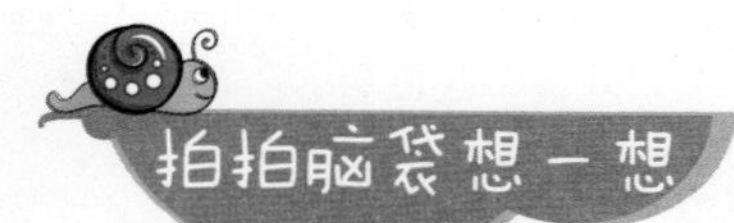

不同食物的热价一样吗？

悄悄告诉你

我们的食物糖类、蛋白质和脂肪都含有能量。这些食物都能够“燃烧”，释放出能量。那么，这些食物含有的能量都一样多吗？

食物所含有的能量一般是以 1 克营养物质完全“燃烧”时所释放的热量来计算的这叫做该物质的热价，也叫热量价。这里的完全燃烧是指 1 克食物成分燃烧生成二氧化碳和水时，所释放的能量。实验测得，糖类、蛋白质的热价都是 17.15 千焦，而脂肪的热价是 38.9 千焦。足见，不同的食物所含的热价是不一样的。

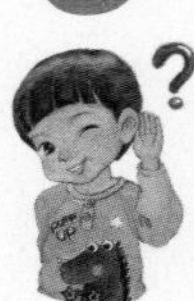

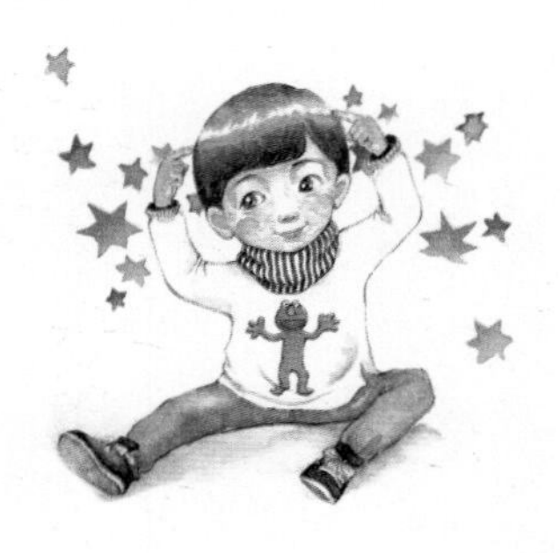

额头被撞一下怎么会起包？

哎呀，额头不小心被撞了一下！哇！怎么一会儿就起了一个大包呢？

原来，额头被撞后虽然没有碰破皮肤，但皮肤里面脆弱的小血管和小淋巴管却被碰破了，血液和淋巴液流了出来，淤积在皮肤内，于是很快便肿成一个大包。

当额头刚被碰到时，我们可以用毛巾蘸着冷水进行冷敷，这样可以减少出血量，使疼痛减轻，也可以避免起大包。

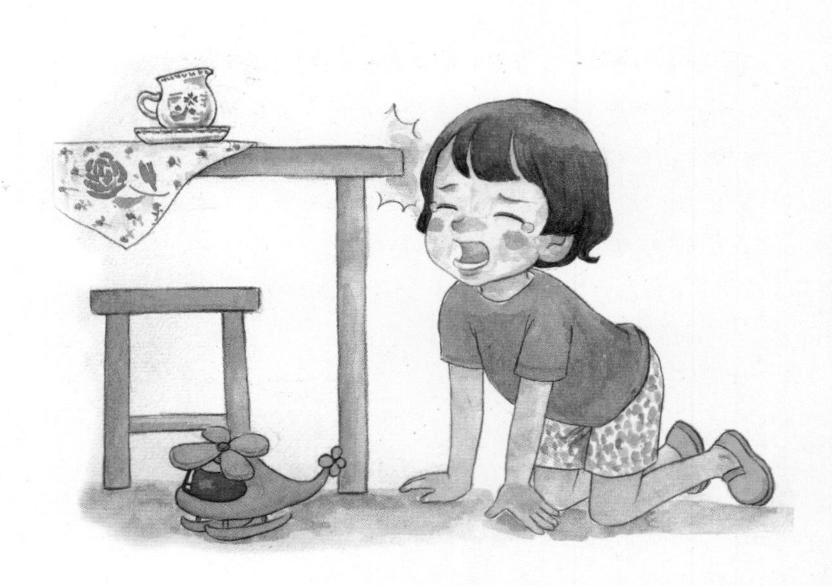

一两天后，起包的地方已经不那么疼痛了，包也不再增大了。此时，破裂的小血管和小淋巴管已经愈合，不再出血。与此同时，我们可改用毛巾蘸着热水进行热敷，促进局部的血液循环，加快肿包部位淤积的血块被毛细血管吸收的速度，加快肿包的消退。

如果肿包出现破口，那我们就要注意消毒了，或者去医院请医生给处理一下，以防感染。

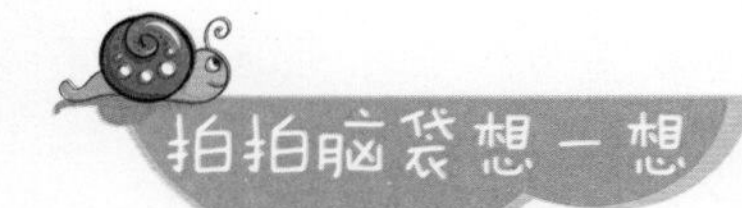

遇到晕厥的人怎么办？

晕厥是人一时大脑供血不足，失去知觉的一种急症。人受到刺激、极度恐惧、久蹲或突然站起来，往往容易导致脑部缺血，接着出现突然晕倒的症状。一般的晕厥时间短暂，大多数不到 1 分钟就能清醒过来。

遇到有人晕厥过去，千万不要紧张。在这里教大家一招急救的方法。

首先立刻让患者平卧，头略放平，脚抬得比头部略高，以改善头部血液的供应。然后，再用拇指尖用力按压晕厥者的人中穴（人体鼻唇沟的中点，是一个重要的急救穴位）、合谷穴（位置在大拇指和食指的虎口间）。记住，不要忘了解开患者紧裹的衣领。等患者醒来之后，再给他喝点糖水或热茶水便可以了。

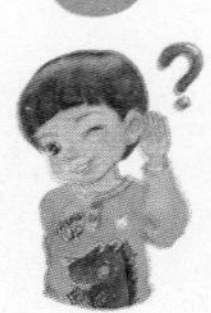

如果在处理的过程中，晕厥者的心脏突然停止跳动，应该在他的左胸前猛击一拳，带动心跳，然后对他进行人工呼吸，并及时拨打 120 急救电话。

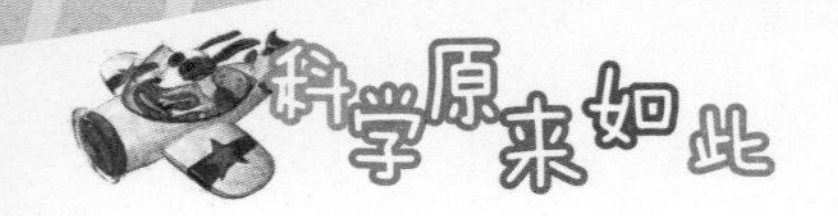

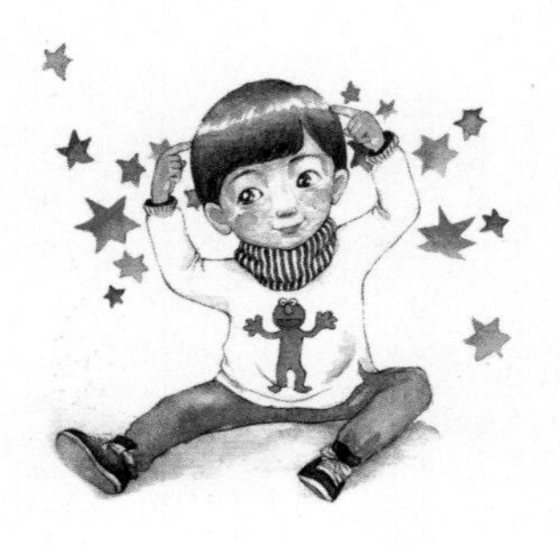

心脏只工作不休息吗？

心脏是由身体中最强劲的肌肉组成的，它默默工作着，为你的健康立下了汗马功劳。成年人在安静状态下，心率为75次每分钟，一昼夜要跳动10万次以上。如果心脏每次跳动射出的血量为0.07升，那1分钟射出的血量就是5.25升，24小时所射出的血量就可以达到7～8吨，这可是心脏本身重量的3万倍。

心脏的工作量大，消耗能量就更大。心脏每24小时消耗的能量足以将900千克的物体升高1.2米。一个人活到50岁时，心脏做的功相当于将1.8万吨的物体升高20多米所需要的功，此数字超过人类送入地球轨道最重负载的100倍。对于重量仅为250～260克的心脏来说，这是何等惊人的数字呀！

心脏真是了不起，一直默默无闻地工作着，从不休息。可你如果这样认为的话，那就大错特错了。

首先，我们要先了解一下心脏是怎么工作的。

心脏由心肌构成，分为右心房、右心室和左心房、左心室。心房和心室收缩就是心脏在工作，发生在射血时；心房和心室的舒张即为休息，发生在射血之后。心脏每收缩和舒张一次，心脏就要跳动一次，所用的时间就是一个心动周期。假如一个人的心率是 75 次每分钟，则心脏跳动一次所用的时间就是 0.8 秒。心房和心室的工作是这样的，心房的收缩用时 0.1 秒，随后舒张期用时 0.7 秒；在心房收缩 0.1 秒后，心室立即收缩 0.3 秒，即工作 0.3 秒，然后再舒张 0.5 秒。换句话说，在一天 24 小时之中，心房只工作 3 小时，其他时间都在休息；而心室只工作 9 小时，休息时间长达 15 小时。

可见，心房和心室的工作和休息是交替进行的，只不过每次休息的时间很短，不容易被人们注意罢了。但如果累计计算，心脏休息的时间就要远远大于工作的时间。这样，心脏就获得了充分的休息，因此可以不知疲倦似的不停跳动。

此外，心肌还能够自动有节律地收缩。所以，心脏能够保持有节律的周而复始的跳动。心肌组织除了普通心肌细胞外，还有一些特殊分化细胞，形成了特殊的心脏传导系统。特别是心脏跳动“总指挥

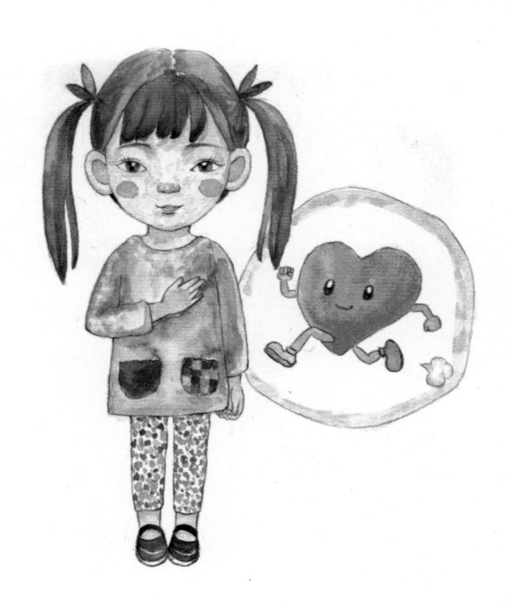

部”——窦房结，它的结构中有许多具有自动节律的细胞，即使不给予其任何的外加刺激，它也可以自发地产生节律性兴奋。窦房结是正常心脏跳动的起源，通过传导系统把产生的节律收缩依次传递给心房、房室束、心室，然后将血液送出去。窦房结的正常起搏、心肌的跳动、心脏传导系统的协调是保证心脏正常跳动的重要原因。

不知疲倦的心脏，不愧是人体活命的“忠臣”。

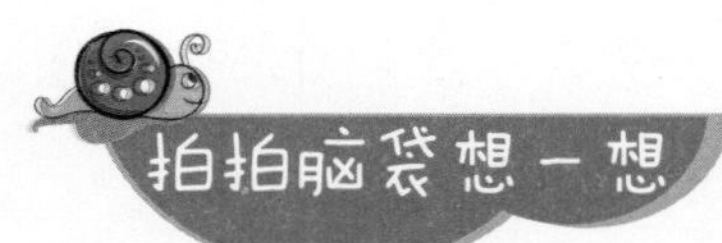

运动时心跳为什么会加快？

悄悄告诉你

人体在运动时，需要消耗大量的氧气和能量，呼吸会加快，因此要求肺部尽快吸进更多的氧气，保证心脏更有力地搏动，促使血液循环流动加快，以便运输更多的氧气和营养物质。

人们在进行剧烈运动和体力劳动时，每分钟供给骨骼、肌肉的血液可以由0.9升增加到18升，增加近20倍。这是因为运动和进行体力劳动时，人们的交感神经十分兴奋，它能促使心跳和血流加快，氧气和营养物质的运输速度也会加快，以满足身体运动所消耗的需要。一般人心脏每分钟压出的血量约为5升，运动时可以使心脏压出血量增加5～6倍。

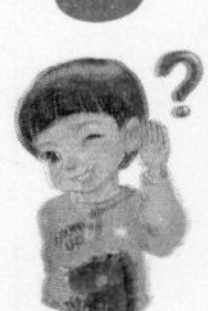

另外，运动状态要比静止状态消耗的能量大。机体的能量大部分是由葡萄糖氧化产生的，而这个氧化过程主要发生在组织细胞的线粒体中，产生的能量需通过血液运输到全身——特别是肌肉组织，它需要的能量最大。呼吸加快就能补充运动时需要的大量氧气；而心跳加快能使血液循环加快，加速营养物质的运输，以满足机体临时的大量需要。

经常参加体育锻炼的人心肌发达，心脏搏动有力，心脏输出血液的量也成倍地增加。这样的心脏能够担负繁重的体力工作，而且工作更持久。

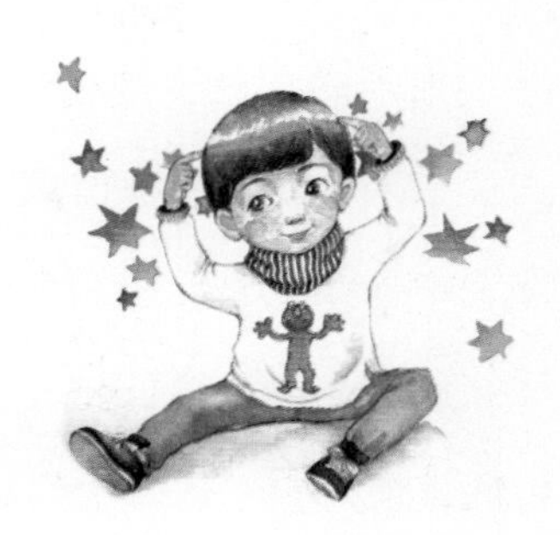

为什么人的血液是红色的？

如果问你“人的血液是什么颜色的”，你肯定回答是红色的。可你有没有想过，人的血液为什么是红色的？

人的血液是红色的，主要是因为血液里有由红色的蛋白质——血红蛋白构成的红细胞。因血红蛋白呈红色，因此血液也是红色的。红细胞是血细胞中的重要成员，它呈两面凹的圆饼状，成熟的红细胞中无细胞核。红细胞在血液中的含量，男子的平均值约为 5.0×10^{12} 个 / 升，女子的含量大约是 4.2×10^{12} 个 / 升。

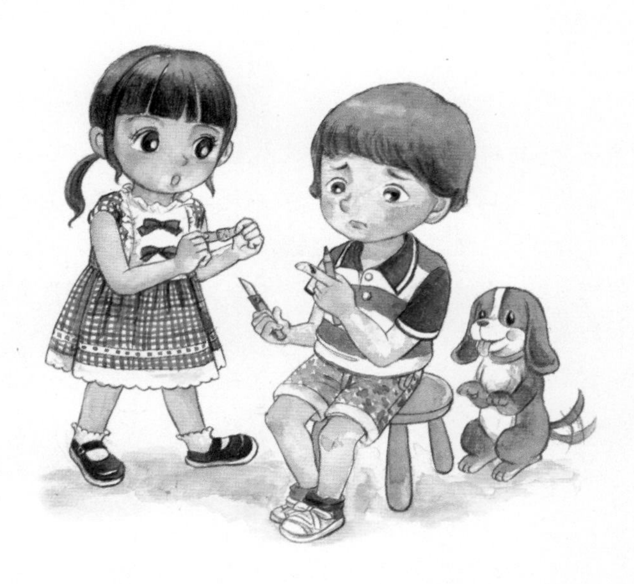

血液的红色也是有变化的，有时是鲜红色的，有时又会变成暗红色的。原来，红细胞在血液中的主要功能是运输氧气和部分二氧化碳。红细胞中含铁的血红蛋白有一个特性，在氧浓度高时，容易跟氧结合，呈鲜红色；在氧浓度低时，容易跟氧分离，颜色变得暗红。血红蛋白这种特性，使得它正适合给组织细胞运输氧气。

当血液流经肺部时，这里氧气的浓度高，血红蛋白便和氧气结合，颜色呈鲜红色。当血液流经全身各处组织细胞时，这里进行生命活动消耗了大量的氧气，产生了大量的二氧化碳，于是血红蛋白就跟氧分离，血液就又成暗红色的了。

一般而言，动脉中的血液为鲜红色，而静脉中的血液呈暗红色。

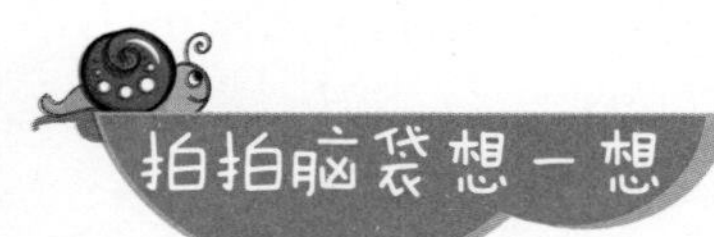

血液中血细胞有哪三种?

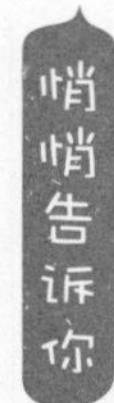

血细胞约占血液容积的45%，包括红细胞、白细胞和血小板。在正常生理情况下，血细胞和血小板有一定的形态结构，并且数量相对稳定。

红细胞是两面凹的圆盘状细胞。红细胞的这种形态使它具有较大的表面积，从而能最大限度地适应其功能——携带氧气和二氧化碳。

白细胞是无色有核的球形细胞，体积比红细胞大，能做变形运动，具有防御和免疫功能。

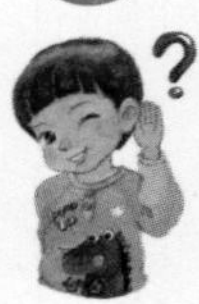

血小板是骨髓中巨核细胞胞质脱落下来的小块，所以无细胞核，但表面有完整的细胞膜。血小板体积很小，也不规则；当受到机械或化学刺激时，则伸出突起，呈不规则形。血小板在止血和凝血过程中起重要作用。

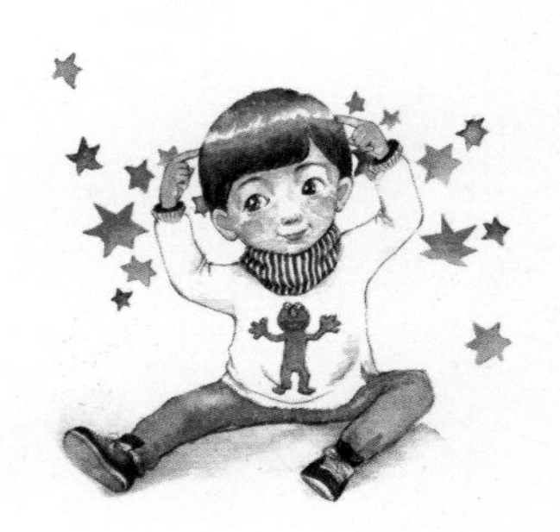

怎么区分三种血管出血？

身体皮肤出血，在生活中总是不可避免的。具体说来，身体出血一般有内出血和外出血。内出血是指体内器官的出血，一般不易诊断，如怀疑胸部、腹部等内出血，一定要及时就医。外出血是指体表的出血，在送往医院之前，应该先做必要的止血处理。

值得一提的是，外出血又可分为毛细血管出血、静脉出血和动脉出血三种。那么，我们该如何判断这三种血管出血，以及怎么来处理这三种血管出血呢？

毛细血管出血是最常见的外出血。皮肤碰破点皮就出血的，就是毛细血管出血。毛细血管出血时，血液从伤口渗出或像水珠一样流出，呈红色。这种出血一般都能自行凝固止血。

静脉出血时，血液会连续不断地从伤口流出，呈暗红色。

动脉出血时，血液从伤口喷出或随心跳一股一股地涌出，呈鲜红色。这是十分危险的出血，如果不及时止血，患者可能会因失血过多而丧失生命。

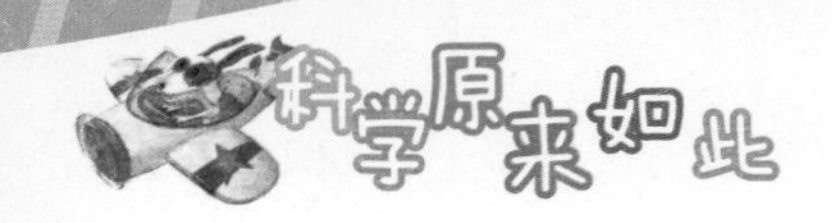

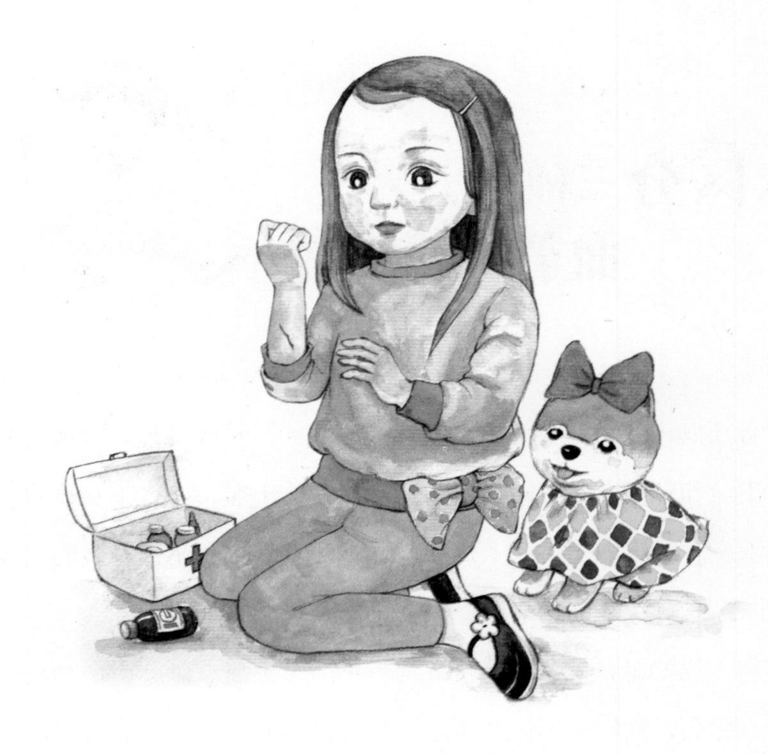

一般而言，伤口较小、出血不多的损伤，多为毛细血管或小静脉出血。处理时，先将伤口冲洗干净，然后贴上创可贴或是在伤口覆盖敷料，最后用纱布绷带加压止血就可以了。

对于大静脉或动脉出血，首先要拨打“120”急救电话，紧急呼救。同时，我们可以用手指、止血带或绷带压迫止血，等待救护车的到来。若压迫止血的时间超过了 1 小时，每隔半小时左右需松绑 1 ～ 2 分钟，让少量血液流出，以防肢体远端缺血引起组织坏死。

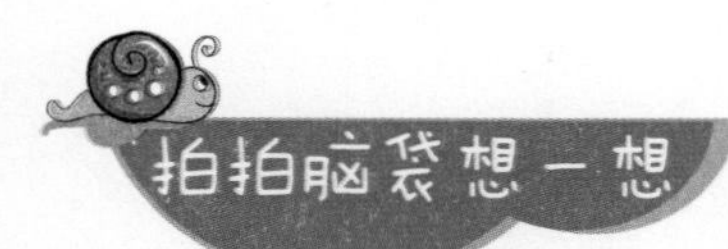

不小心切伤皮肤后怎么办?

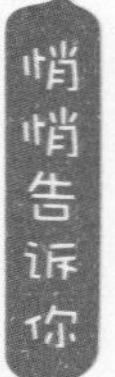

假如你不小心被刀划伤了，该怎么办?

如果是小而浅的切伤，首先要做的就是止血。把出血的手指举高，捏住指根两侧，出血即可止住。血止住后，用盐水消毒，再用无菌纱布或干净棉布覆盖伤口，就可压迫止血。

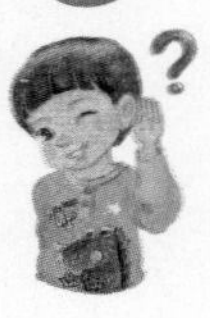

如果伤口太深或较大，可先用纱布压迫伤口，切忌乱上药，然后立即到医院处理伤口。处理后，伤口不要再沾水，并且每隔一天检查一次，如果出现红肿，就应请医生处理。

如果是被生锈的刀子或生锈的锐器扎伤，你就应该有所警醒了，应立即告知父母并让他们带你到医院注射破伤风抗毒血清或破伤风抗毒素。

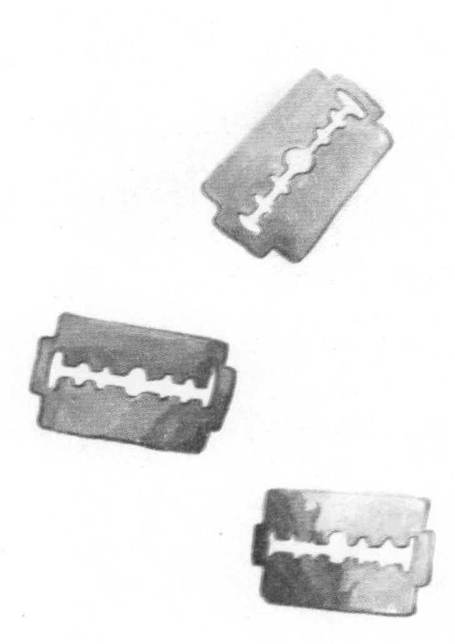

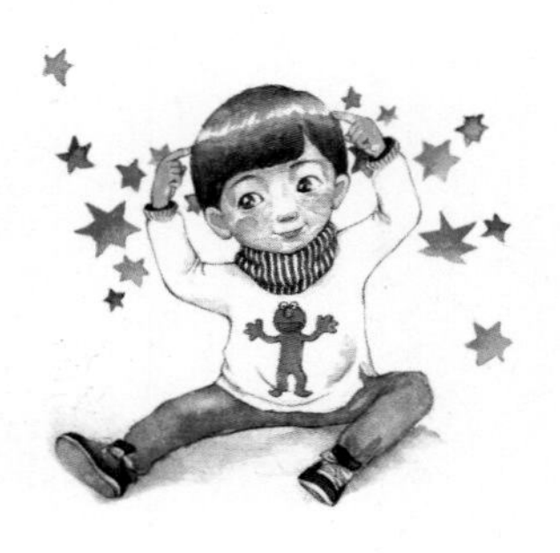

人在情急时力气为什么特别大？

人的力气是由肌肉收缩产生的，力量可大可小。既然力量是靠肌肉收缩产生的，那么要产生力量，身体就要为肌肉提供大量的能量物质，这些物质主要是由脂肪、蛋白质和糖类分解得来的。实验证明，1克脂肪完全分解能供给37 681焦耳热量；1克蛋白质同1克糖一样，分解后能供给16 747焦耳热量。人就是从这些物质的分解中得到能量，产生力气的。

然而，有一种情况却十分特殊。人在情急或危急时产生的力气特别大，能做出平时根本做不到的事来，其潜能的爆发甚至超出了我们的想象。救火时，为了抢救财物，一个人可以将平时需要几个人才能搬走的东西抢救出来，但事后面对着同样的东西却再也搬不动了。鏖战中的战士往往负伤而不觉，中弹而不倒，可以一个顶几个，使处于常态下的人们难以相信。这到底是怎么回事呀？

肌肉收缩产生力量，是在神经系统支配下完成的。不过，另外一种情况是，力量的产生还能靠体内激素的调节来完成。在人的两个肾脏上面，各有一个榛子般大小的腺体，即肾上腺。肾上腺能分泌肾上腺素，这种肾上腺素含量少，但作用巨大。

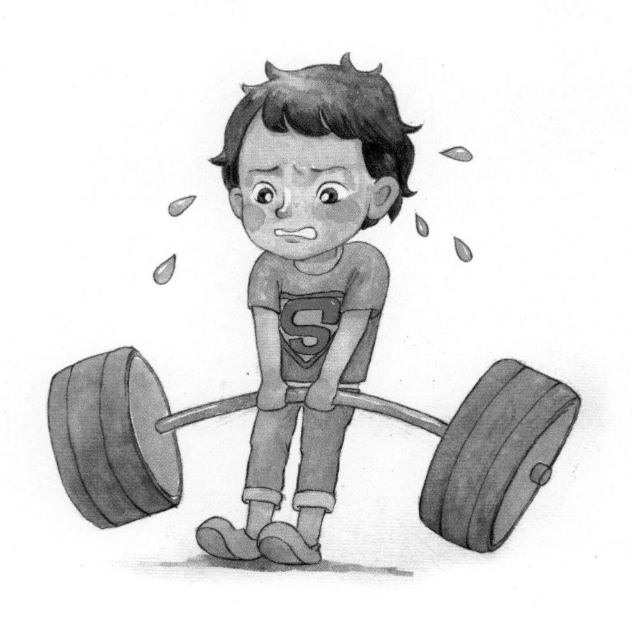

肾上腺素只需极少量进入血液，就能立即使心脏跳动加快，血压上升，将贮藏的大量糖调拨到血中，提供巨大的能量，随时准备应付紧急情况。人在遇到危险或情况紧急时，交感神经就会兴奋，使得这两个腺体立即大量分泌肾上腺素并送到血液里，让人们有充足的力量来应付突发的事件，生理学家把这种现象称为“应激反应”。

可见，肾上腺素的大量分泌和血糖的急剧增高，与人在情急时获得力量有很大关系。这种突然获得巨大力量的现象，是人在外界刺激下的应激反应，而这种反应在平时是看不出来的。其实，这种反应每个人都有。无论是低级动物还是高级动物，都有在危急关头逃生的本能，并迸发出巨大能量。

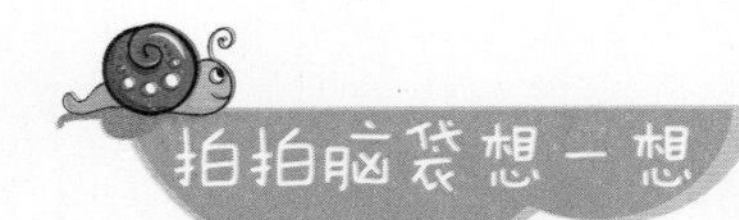

不小心扭伤了腰，该怎么办？

在生活中，如果不小心把腰给扭伤了该怎么办呢？

第一种处理方法是同学与同学之间背对背站直，用你的肘弯钩住他的肘弯，让对方低头弯腰把你背起，你全身放松贴靠在对方身上，让腰部和髋部左右摇晃，同时双足向上空踢。这样经过 5 ~ 7 分钟后，再让对方把你放下，休息几分钟后，再重复以上动作。每天坚持几次，直到痊愈。

第二种处理方法是热敷。把炒热的沙或盐装入布袋里，可垫几层毛巾，然后放在扭伤处，每天热敷 2 次或 3 次，每次热敷半小时即可。

第三种处理方法是按揉。扭伤后，你可伏卧在床上，让同学搓热手，对着你的脊柱两侧直到臀部位置，一边揉动一边按压，每天做 3 ~ 5 次。

第四种处理方法是在患处贴伤湿止痛膏或跌打膏，依靠药物调理腰伤。

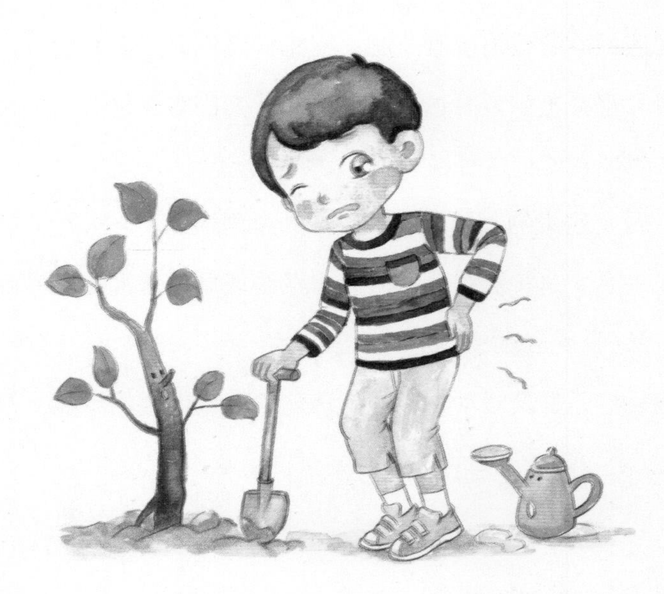

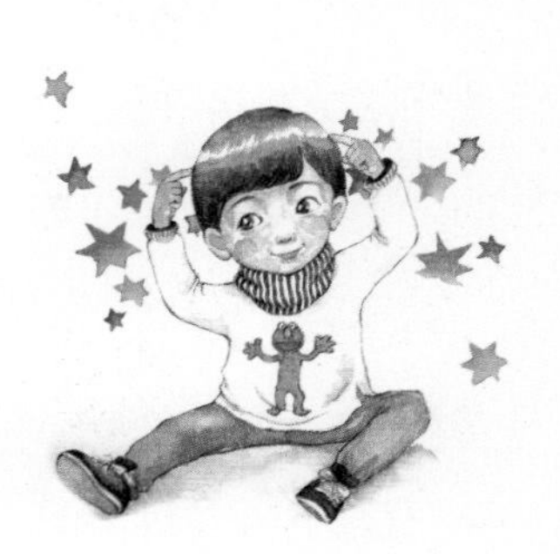

为什么气功师用手能够打碎砖？

大家有没有看过气功师的表演呢？气功师十分了得，他们可以空手将砖块击碎，让观众个个兴奋不已。难道气功师真有那么大的力气吗？

在气功表演中，用空手打碎砖块并不少见，但想要练就这身工夫可不简单。每天，气功师都要用自己的手去撞击无数的砖，经历了无数的疼痛、肿痛、流血，经历了长时间的艰苦磨练之后，他们才能有所成。

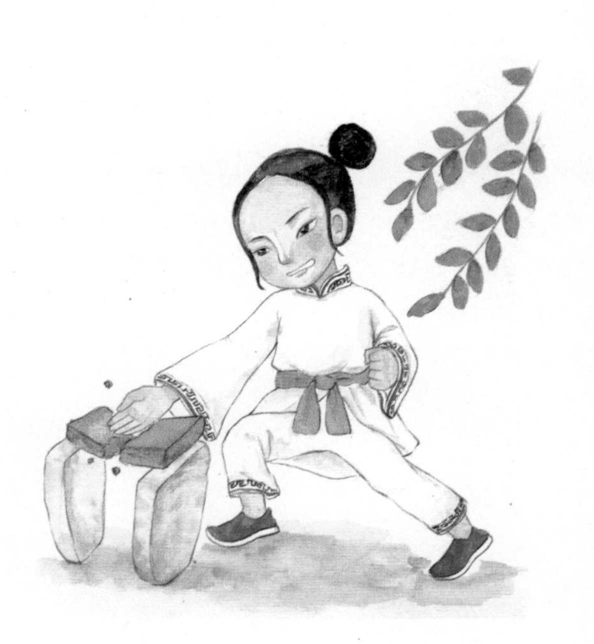

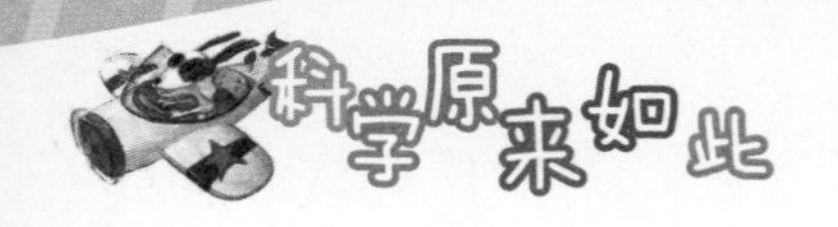

当他们的手不再肿痛了，手有力量了，用手撞击砖块能令砖块破碎了，他们这才算是成功了。

其次，空手碎砖也是有技巧的。在击砖时要讲究速度，速度快是非常重要的。出手的速度快，会给砖带来巨大的撞击力，这个力量足以将一块完整的砖击碎。

这样，气功师通过平日的练习，再加上出手时的敏捷速度，这才完成了徒手碎砖的表演。

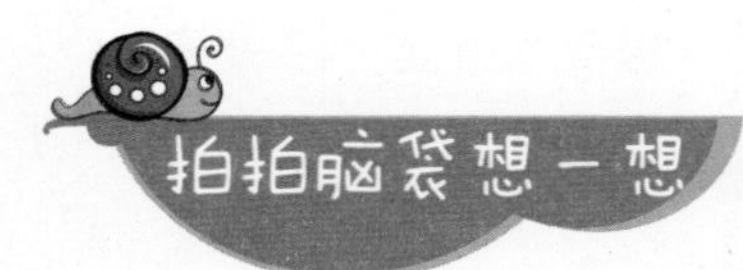

如果皮肤被刺伤或扎伤了，我们该怎么办？

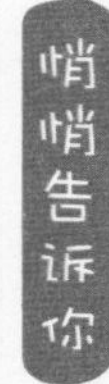

我们在玩耍和做一些活动时，手脚难免会被刺伤或扎伤。碰到这些情况，你可知道该如何处理吗？如果不知道，那就看看以下简单的介绍吧。

如果是被刺儿扎伤的话，先把手洗净，将针和镊子放在火上烧，进行消毒；等针冷却后，用食指和拇指捏紧被扎伤的皮肤，用针尖轻轻地刺周围的皮肤。待周围皮肤逐渐弄开，扎进皮肤里的刺儿暴露出来后，再用针拨出或用镊子夹出刺儿。最后，挤压伤口，使血带出脏污，然后再用酒精消毒。

若是脚被钉子扎伤，用手拔出钉子后，要用手挤压伤口，挤出一些血，以净化伤口。如里面还留有断钉，要请医生处理，并注射破伤风抗毒素或抗毒血清，同时要用抗生素进行消炎。

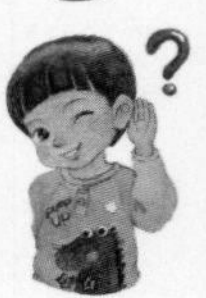

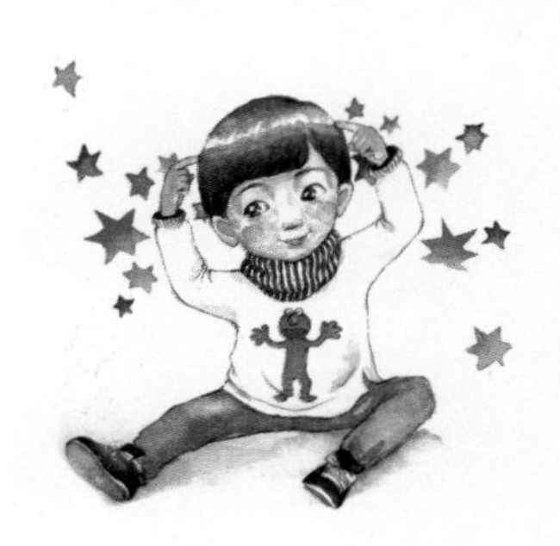

用头顶东西省力气吗?

我国朝鲜族妇女喜欢用头顶着重物行走，非洲人的头顶功也让人叹为观止，拍手称绝。在非洲，无论男女老幼，都是顶功杂技大家——头顶是他们最好的运输工具。上学的孩子头顶书包，建筑工人头顶砂浆和水泥桶，而妇女无论街市购物还是田间劳作，靠的都是顶功。如果是体积小的物体，他们就将那东西直接顶脑袋上；而大一些的东西，他们就在头上加块布再顶，头顶 50 千克左右的东西都不在话下。更让人称奇的是，非洲人无论吃东西、喝水，包括吐痰等，都可以在头顶重物的情况下完成。

那么，用头顶东西会省力气吗?

用头顶东西确实会省力。科学家发现，当人头顶着不超过体重 20% 的物体行走时，几乎不必增加力气；当物体超过体的重 20% 以后，消耗的力量和物体的重量成正比例增加；当物体的重量达到体重的 70% 时，消耗的力量大约比徒手走时增加 50% ~ 60%。如果改为用背部背东西的话，背部疲劳常常会妨碍脑的活动，即使背的东西不太重，也会增加力量的消耗。如果背的东西达到体重的 70% 的话，消耗的力量比徒手行走要高出 1 倍!

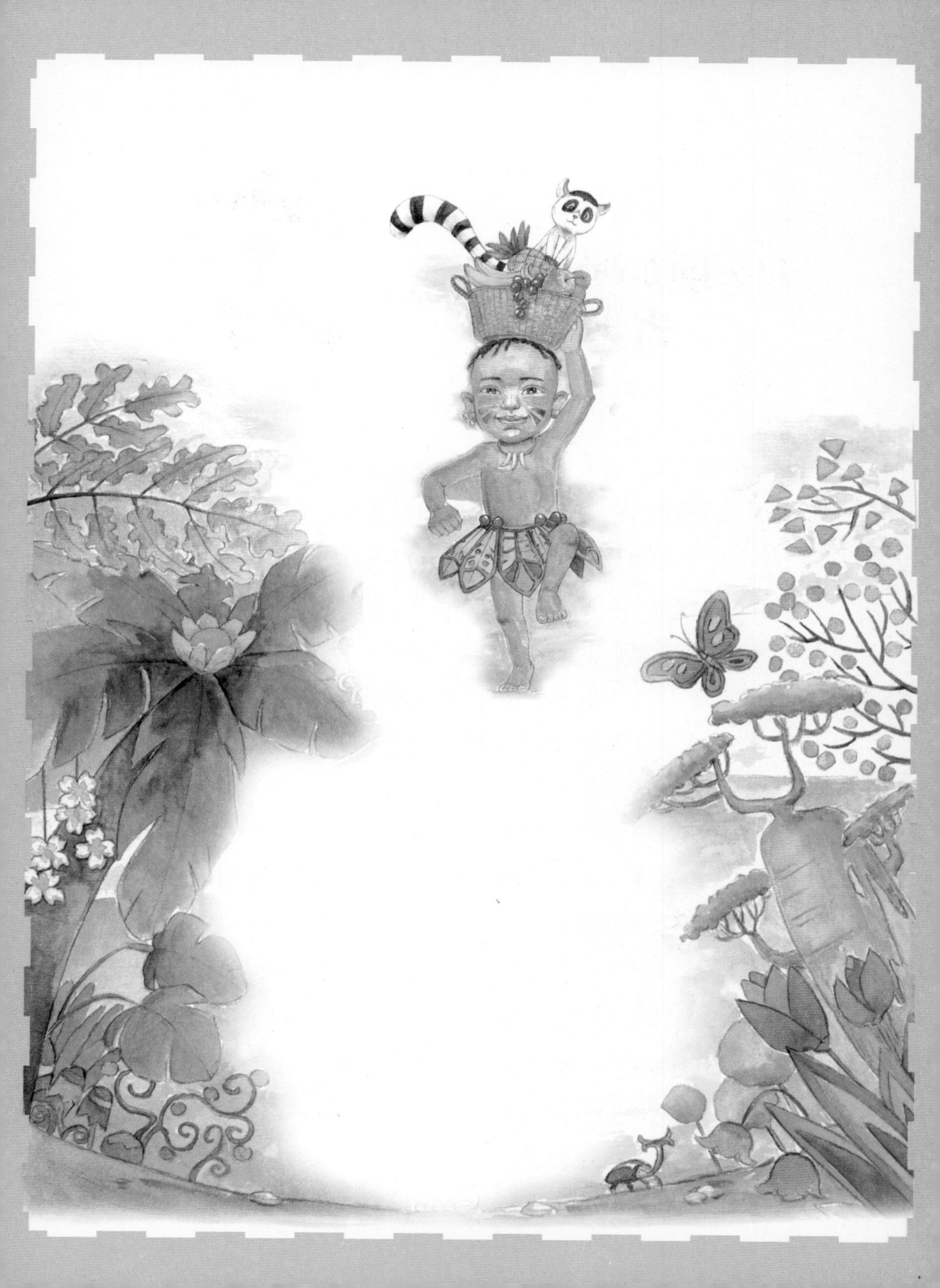

可见，用头顶东西是省力的。用头顶东西时，可以用脊椎直接承受物体的压力，比背、抱、抬都省力；用头顶东西时，只要用一只手扶住东西保持平衡就行了，另一手可以自由放松，一些技术高超的人甚至不用手扶。

当然，用头顶东西也是需要技巧的，否则你就会感到脖子酸疼，觉得十分难受和不适。但如果从小就用头顶东西，已经适应了的话，的确十分省力。

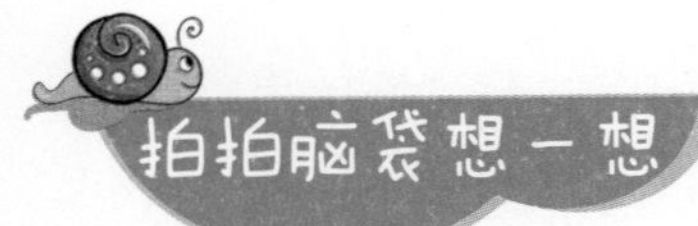

人们为什么大都习惯用右手？

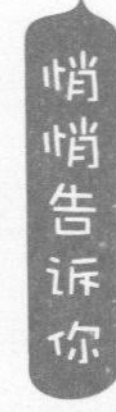

人们习惯用右手，也称“右利”或“右撇子”，这是人们在长期劳动中渐渐养成的。

在很早之前的石器时代，人类的祖先在同野兽搏斗时，本能地弯着左手来保护胸膛左侧的心脏，而用右手拿着武器冲向野兽。由于人们经常使用右手，渐渐地，人们左边的大脑半球的灵敏性也就比右边的稍高些，而这又反过来促使人们更经常地使用右手。

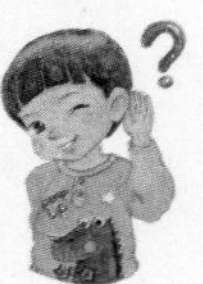

久而久之，大家就习惯用右手做事了。随着时间的推移，这种习惯甚至变成了一种习惯性遗传了。

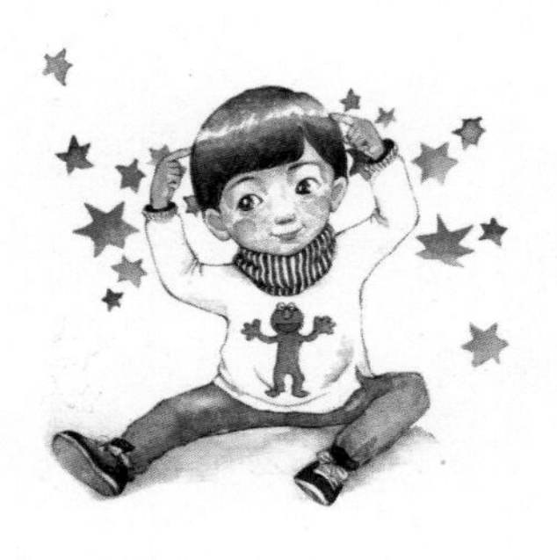

尿液是怎样产生的?

我们每天都要排好几次尿，不排尿就憋得慌，有了尿意就要排。可大家想过没有，尿液是怎样产生的呀?

产生尿液的器官是肾脏。形成尿液的结构和功能的基本单位是肾单位。肾脏位于腰后部脊柱的两侧，左右各一，形状像蚕豆，大小跟猪的肾脏差不多。每个肾脏大约由100多万个肾单位组成，两个肾脏就大约有200多万个肾单位。肾单位由肾小体和肾小管组成，肾小体又由肾小球和肾小囊组成。

当血液流经肾小球时，肾小球和肾小囊的壁像一个过滤的筛子，除了血细胞和大分子蛋白质外，其他成分都可以滤过到肾小囊中，这就形成了原尿。正常情况下，人在一昼夜大体可产生150升的原尿。肾小球外面就是肾小囊，而肾小囊中的液体——原尿，它的成分除了血细胞和大分子蛋白质外，其他都和血浆的相同——血浆的成分有水、葡萄糖、蛋白质、无机盐、尿酸、尿素等。

当原尿流经肾小管时，肾小管有重吸收作用，能够把全部的葡萄糖、绝大部分的水分和部分无机盐重吸收回血液。剩下的部分水分、无机盐、尿酸、尿素等，肾小管不能吸收，流淌到收集管时被收集，形成尿液。一昼夜可以排除的尿液有1.5升左右。

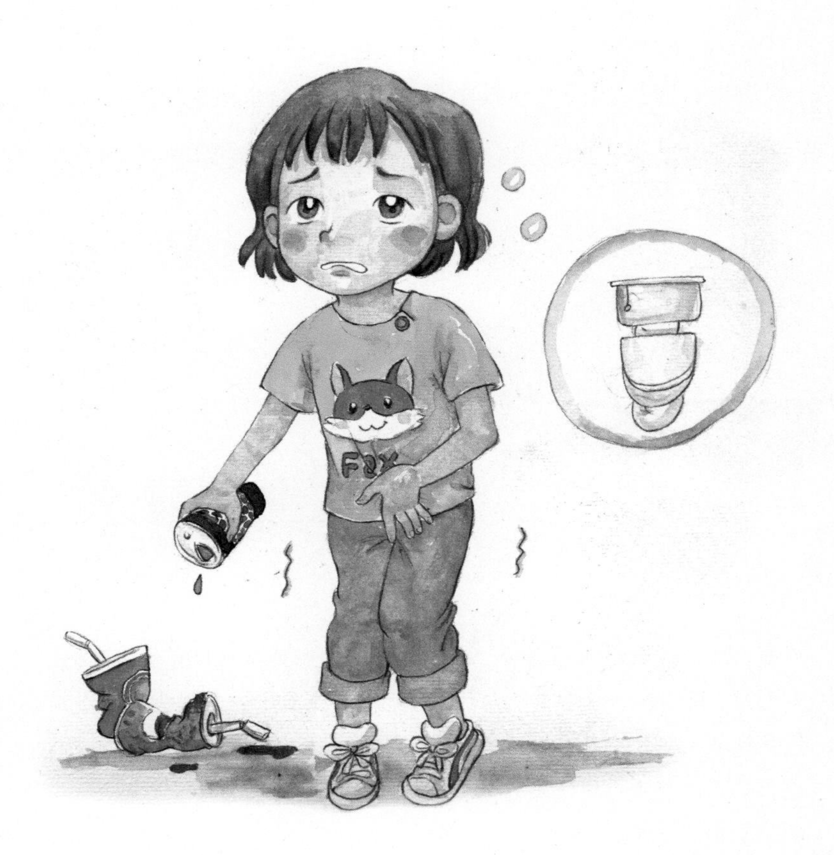

形成的尿液流经肾盂，再沿着输尿管流入膀胱。等到膀胱收集的尿液达到一定量后，膀胱就会受到膨胀刺激，产生的兴奋会通过神经传入到大脑，大脑于是作出“排尿”的命令——膀胱顶部的肌肉首先收缩，尿道下口的括约肌舒张随之放松，尿道口打开，便可排尿。

尿液检查时，如果发现其中含有葡萄糖，说明该人会患有糖尿病。究其原因，这是由于胰岛素分泌不足或肾小管有炎症造成的，需到医院治疗。

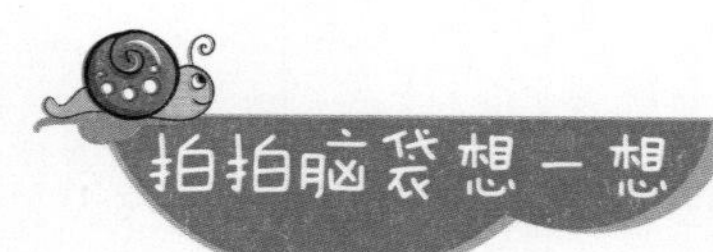

切掉一只肾的人为什么还能活？

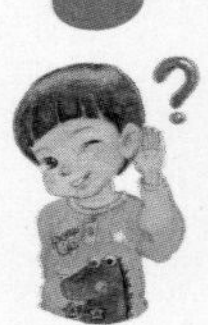

肾脏是人体产生尿液的器官。通过排尿，人们可以维持身体内环境的相对稳定，调节体内水和无机盐的平衡，排除人体代谢产生的终产物。

当肾脏有毛病时，要切除一个肾脏。这样一来，就只剩下一个肾脏了，但人们还能照常进行生命活动，照样会产生尿液和排尿。

科学家把大白鼠的双侧肾脏切去 5/6 ~ 7/8，发现 3 个月内残余的肾小球体积会逐渐增大，6 个月后，肾小球细胞出现增殖现象。另一种实验发现，切除动物的单侧肾脏后，留在动物体内的那只肾脏的单个肾小球的滤过率显著增加。这说明，切去了一个肾脏，另一个肾脏的每一个肾单位的功能会代偿性增加，肾脏的排泄和调节功能仍能保持良好。

所以说，人一旦因病或捐献切去一个肾脏，只要留下的一个肾脏是健康的，可以照常排尿和工作，是不会影响人体进行正常的生命活动的。

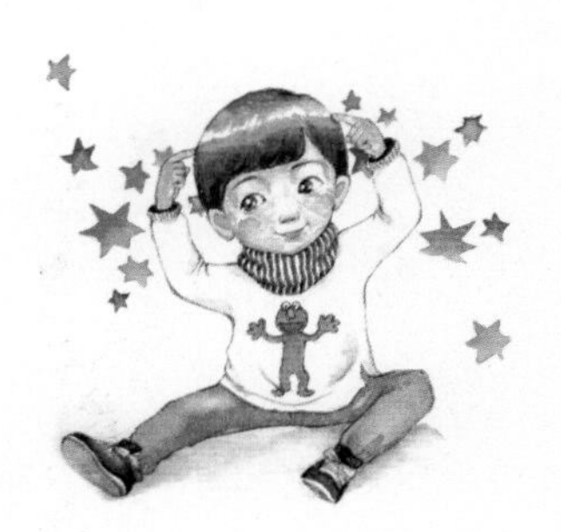

人为什么有高与矮之分？

人的个头有高有矮，你知道这是怎么回事吗？事实上，人的个子的高与矮，与人的遗传、生长环境、营养等诸多方面都有关系。

人的个子——高和矮与遗传物质有着直接关系。小儿生长发育的特征、潜力、趋向等都受到父母双方遗传物质的影响，即种族和家族的遗传影响。父母双方个子都高的，孩子大都会长成高个。相反，父母双方都是矮个子，那么孩子的个子也会比较矮，高个的可能性很小。

人的个子与自身的因素有关。在我们大脑里的垂体会分泌多种激素来调节人体的生长等活动。其中，有一种激素叫“生长激素”的东西，可以促进人长高，特别对上、下肢中的长骨作用更加明显。如果一个人幼年时生长激素分泌过少，那他就容易患“侏儒症”，长成侏儒；如果分泌比正常人多很多，就会患“巨人症”，长成巨人。

人的个子还与后天的锻炼有关。多进行体育锻炼，可以加快骨骼的生长发育，促进人长高。所以在青少年时期，适当进行锻炼，更有利于个子的长高。

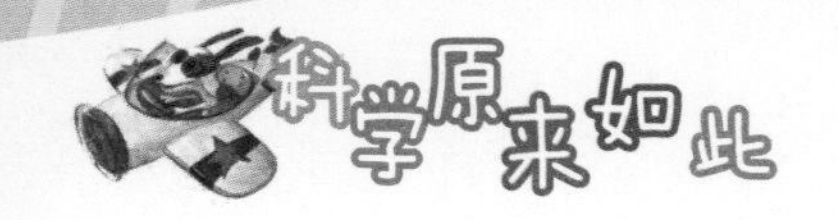

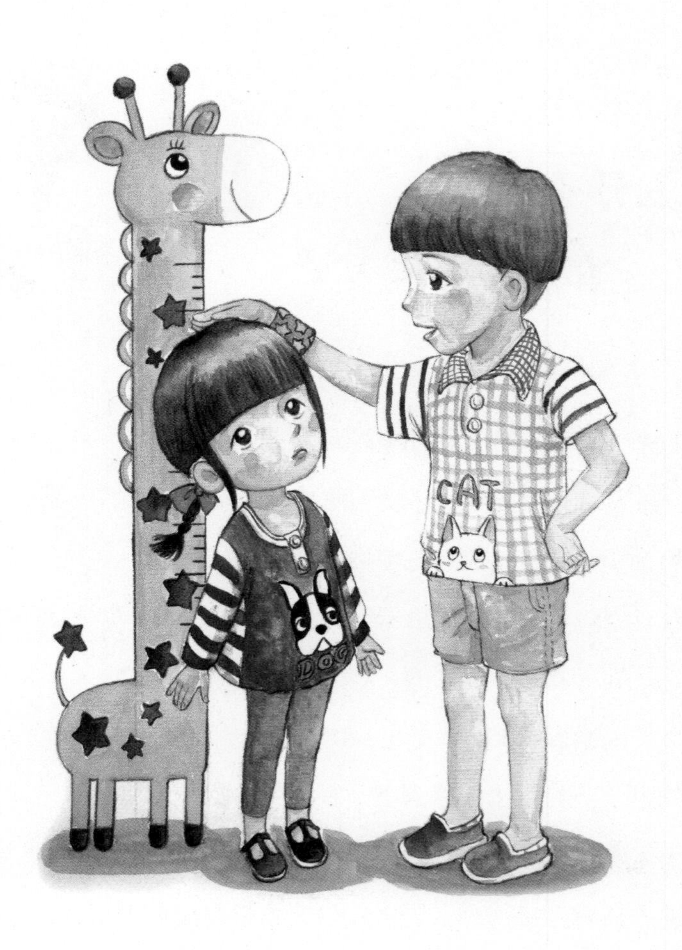

人的个子还与营养有关。我们的身体需要各种营养物质，如果营养物质供应不足，身体的生长发育就会受到影响。尤其是在生长发育时期，必须有完善的营养物质供给，这样才能使得人的生长潜力得到最好的发挥。

人的个子还与生活环境有关，生活环境对儿童健康起重要作用。良好的居住环境（包括阳光充足、空气新鲜、水源清洁、无噪声、住房宽敞等）、健康的生活习惯和科学的护理、正确的教养和体育锻炼、完善的医疗保健服务等都是保证儿童生长发育达到最佳状况的重要因素。

父母双方的遗传物质我们没有办法改变，但后天的因素，如合理饮食、加强锻炼等都是可以改变的，所以，我们可以充分利用后天因素，努力让自己长得更高、更强壮一些。

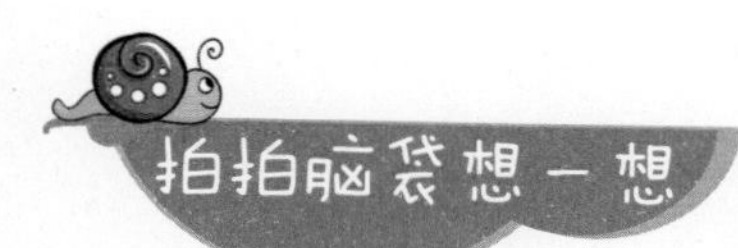

怎样才能使自己长得更高？

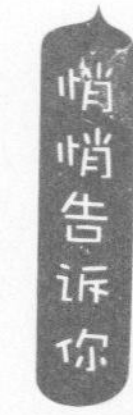

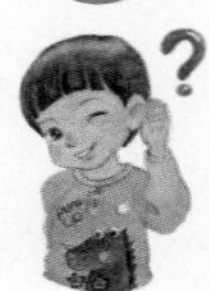

很多人都希望自己能够长得高一些，那么，我们该怎么做，才能让自己长得更高一些呢？除却无法改变的先天因素外，我们可以通过后天的调整，让自己长得高一些。

首先，我们要加强体育锻炼。

其次，我们需保证充足的睡眠。

再次，我们需拥有良好的情绪。

最后，我们还要合理安排膳食。为了保障生长发育的物质需求，青少年每天应该摄入谷物（面、米、杂粮等）350 ~ 500 克，食用油 25 克以内，鱼、虾、肉（肉类包括畜肉、禽肉及内脏）、蛋类 150 ~ 200 克，蔬菜 400 ~ 500 克，水果 100 ~ 200 克，鲜奶 250 ~ 500 克，豆类及豆制品 50 ~ 100 克。

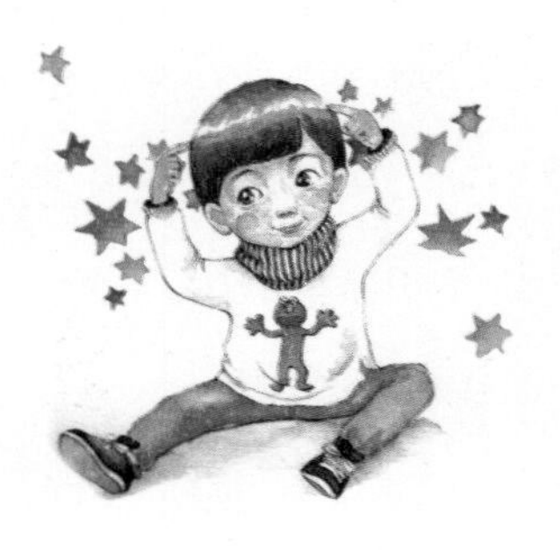

人的头发为什么会变白？

一般来说，年轻人的头发乌黑油亮，而老年人往往白发苍苍。那么，老年人的头发为什么会变白呢？

在我们的头发根部有毛球和毛囊的结构，其中含有黑色素的细胞，它们可以合成大量的黑色素颗粒，并将其源源不断地输送到头发中去，使毛发变黑。这也就是说，黑色素颗粒越多，头发越黑，反之就会变白。随着人体的衰老，毛囊中的色素细胞将停止产生黑色素，头发也就开始变白。

人体没有统一分泌黑色素的腺体，黑色素在每根头发中分别产生，所以头发总是一根一根地变白。一般来说，满头头发全变白需要好多年，但也有少数罕见的病能使人一夜变白发。尽管每个人头发变白的情况不尽相同，但男性一般发生在 30 岁后，女性则从 35 岁左右开始。

除了衰老原因外，头发变白还受遗传因素的影响。与此同时，忧虑、悲哀、精神受到刺激和一些疾病因素，也会使黑色素的形成发生困难。还有一种情况是，黑色素已经形成，却无法运输到头发根部，使头发中所含的黑色素减少，这样乌黑的头发也会一天天白起来。

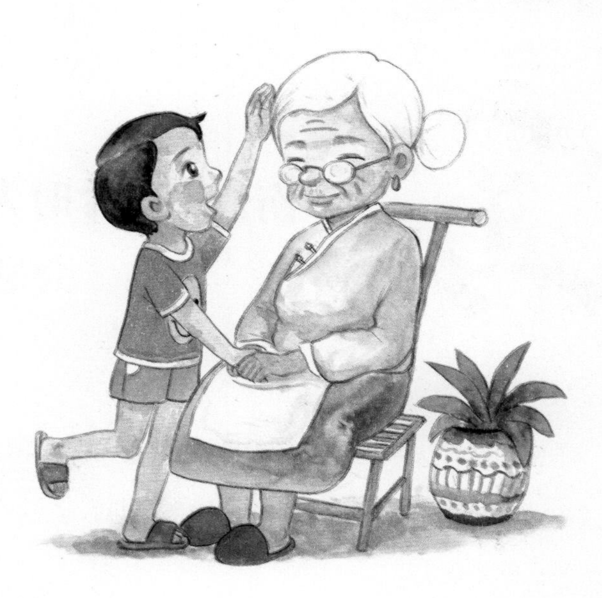

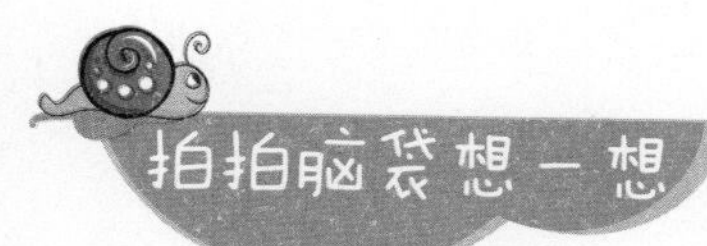

防止少白头发，应该吃些什么食物好呢？

悄悄告诉你

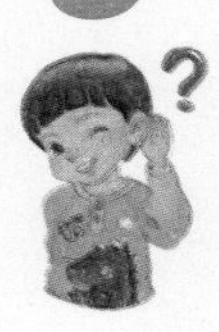

长白头发不是老年人所特有的，一些少年也会长白头发。那么，防止少年头发变白有什么方法吗？

当然有。防止少年头发变白应该从食疗上入手。

担心头发变白或者有变白趋势的青少年，可以多吃一些牡蛎、鲜贝等贝类食物，杏仁、葵花子、核桃、花生、松仁等坚果类食物，以及动物的肝脏、肾脏组织等。

另外，还有一些食物具有乌发作用，如黑木耳、黑米、黑芝麻、紫菜等。多吃富含B族维生素的食物，如粗粮、豆类、蔬菜和水果，对延缓头发变白也有帮助。

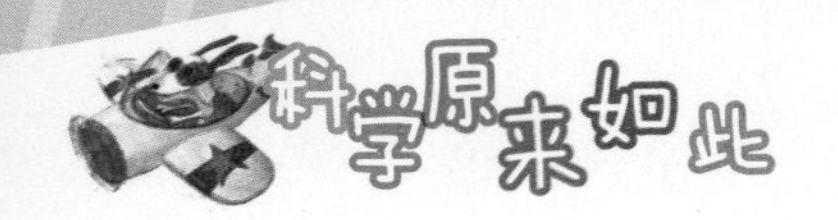

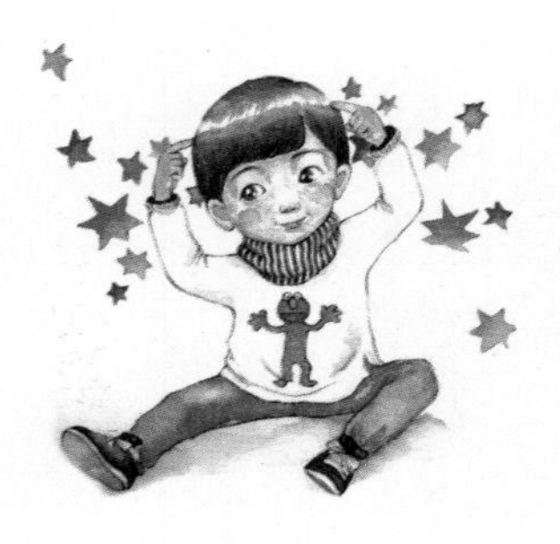

伤口愈合时为什么会感到发痒？

不知道小朋友有没有受过伤的经历？当伤口较大、较深，出血较多时，往往要长几天才能恢复。在伤口愈合期间，伤口处往往会觉得特别痒。这是怎么回事呢？

这要从皮肤的结构说起。人的皮肤分为表皮和真皮两层，表皮的最底层细胞叫生发层，这里的细胞具有很强的细胞分裂能力，能不断地分裂生长，表皮损伤的浅伤口是靠生发层长好的，神经受不到刺激，这种伤口愈合时一般不会有痒的感觉。

当伤口较大而深——深达真皮层时，其伤口快愈合时常会发痒，这是因为较深伤口的愈合是由一种新的组织补上去的，这里新生的血管和神经很密集，都挤在一起，新生的神经非常敏感，容易受到刺激，所以人就会产生痒的感觉。

另外，人体各组织的再生能力也不一样。神经组织的再生能力较低，在伤口愈合中出现较晚，一般出现在伤口快长好的时候。这时，新生的神经末梢和血管才长好，局部知觉也逐渐得到恢复，这时也会令伤口发痒。

事实上，受伤后伤口发痒是好事，它告诉我们伤口正在愈合，没有化脓现象。

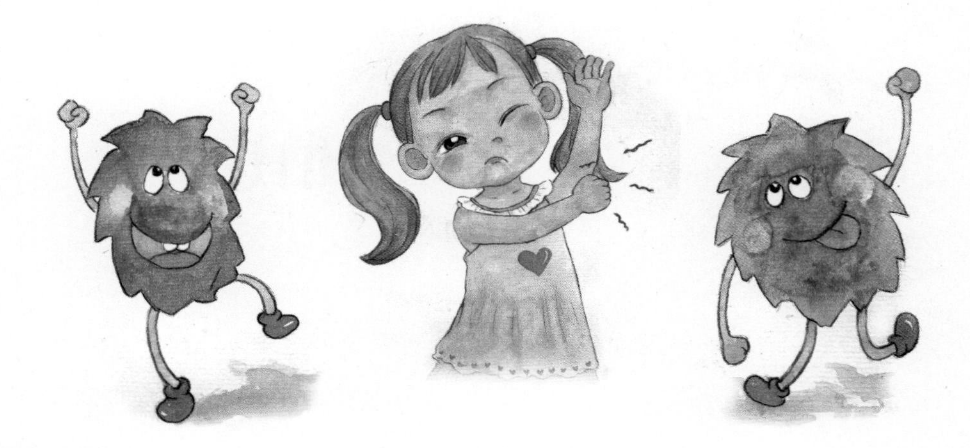

拍拍脑袋想一想

人受伤后，为什么伤口碰到咸的东西会格外痛？

悄悄告诉你

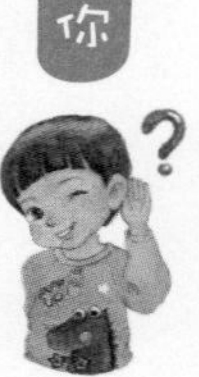

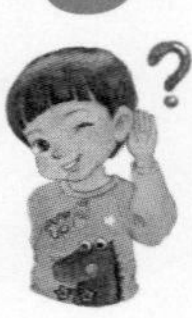

在日常生活中，大家总有不留神而受伤的时候。当人受伤后，一旦不小心把盐水、咸菜之类的东西洒到伤口上，就会觉得格外疼痛难忍。这是怎么回事呢？

原来，皮肤本身很敏感，表面有数不清的汗毛，它连微风吹动都能感觉到；表皮下还有非常丰富的神经末梢和各种各样的感觉细胞，能感受触觉、痛觉和温觉等的刺激。神经末梢躲藏在皮肤里面，所以如果你打一下或捏一下自己的皮肤，疼痛的时间是很短的，毕竟神经末梢受到皮肤的保护，不容易长时间受到刺激。

要是皮肤受损而有了伤口，那情况就不同了。敏感的痛觉神经末梢在伤口处暴露出来，各种各样的刺激都会影响到它，引起疼痛。咸的东西里面含有盐分，盐分浓度较高时，能直接刺激痛觉神经末梢。所以，当盐分接触伤口时，暴露在外的神经末梢受到刺激，然后将刺激传给大脑的躯体感觉中枢，就会让人感到格外疼痛。

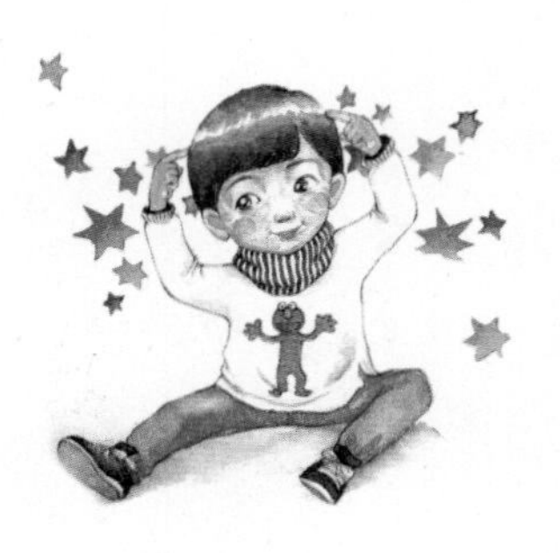

人为什么怕痒？

大人在给孩子擦澡时，不少孩子会 “咯咯咯”地笑个不停，可如果孩子自己擦澡时，却不会发出笑声。为什么被其他人挠痒痒的时候会感觉痒；但自己挠痒痒时却不觉得痒。这是为什么呢？

在回答这个问题前，我们先来了解一下皮肤上有些什么。每平方厘米皮肤有 100 ~ 200 个痛点、25 个触点、12 ~ 13 个冷点、1 ~ 2 个热点。瞧，其中并没有痒点。可人们怎么会感到痒呢？这可真是太有趣儿了。

有人认为，痒是人的痛点受到了轻微刺激所引起的。只要轻微地连续刺激痛点，神经将这一信息传到大脑，人就会感到痒并发出笑声。

还有的科学家认为，挠痒虽然只是对皮肤的一种轻微的、有节奏的抚摸动作，但大脑却会感受到可能有一种危险正在袭来。这种危险可能是小虫子在爬行，甚至是毒蛇或壁虎爬到皮肤上。不过，一旦大脑发现并不是危险袭来，其恐惧感顿时烟消云散，觉得如此惊慌是何等好笑。于是，大脑便放下心来，而人也会下意识地笑起来。

此外，痒与心理因素也有着一定关系。自己擦澡时，即使碰到了敏感区，由于思想上已有准备，大脑对痒的兴奋刺激已经降低，大脑认为是自己“戏弄”自己，所以用不着防范和“害怕”，于是也就感觉不到痒了。

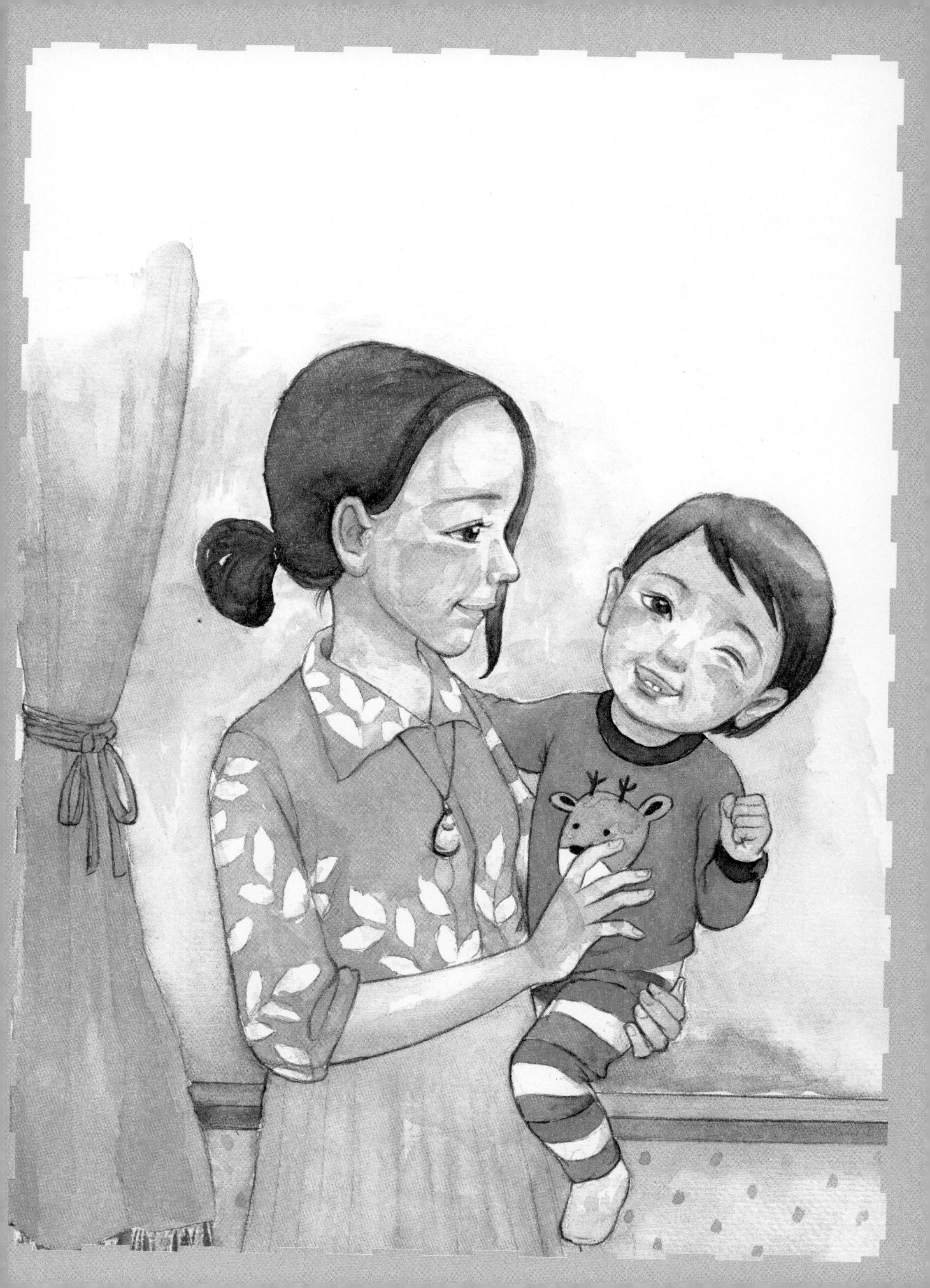

通常，我们的腋窝、腹部与大腿根、脚底心等几处对痒特别敏感，因为这些地方都属“非暴露区”，平时受到抓搔刺激的机会比较少，加上这些部位的皮肤感受器又比较丰富，两相结合，所以对痒的感觉就敏锐多了。根据调查，新生儿根本不怕痒，4 岁左右的孩子最怕痒，而感情丰富的人也比较怕痒。

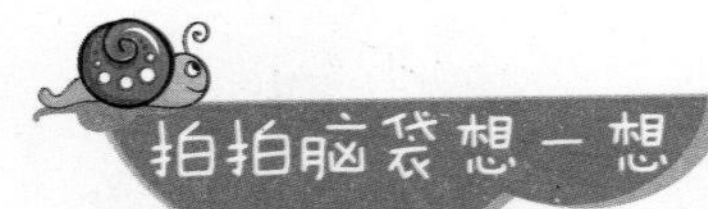

为什么说皮肤是一个“空调器”？

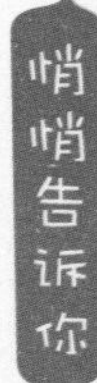

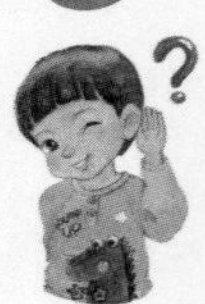

皮肤很有丰富的汗腺，可以充当“空调器”的角色。为什么这么说呢？

每平方厘米皮肤上平均有 143 ~ 339 个小汗腺，全身有 200 万 ~ 500 万个小汗腺。其中，手掌、脚掌处小汗腺较多，每平方厘米约有 620 个；大腿处较少，只有约 120 个。

人体的体温始终处在 37℃左右，皮肤在其中便起着重要的调节作用。

体温升高时，皮肤里的多数血管扩张，体内的热量散发到体外。人体 75% 的热量是经过皮肤散发的。同时，汗腺制造汗液，汗液的蒸发可以散发热量。

当环境的温度降低时，皮肤血管收缩，毛孔关闭，汗腺分泌减少，以维持体温。当人还感觉冷时，竖毛肌会收缩，皮肤上会产生鸡皮疙瘩，全身肌肉抖动，从而产生大量的热量，以保持体内温度恒定。

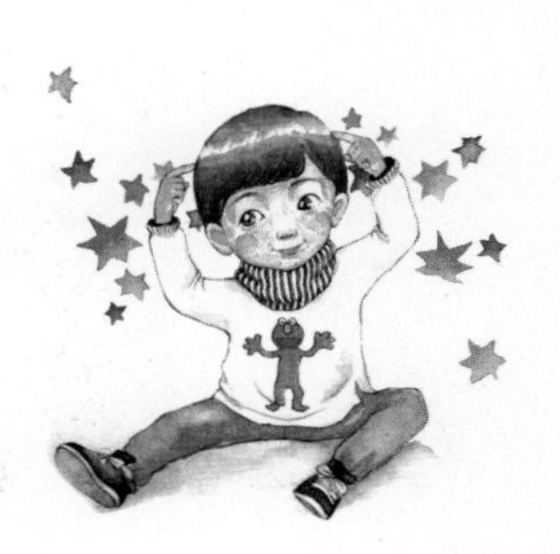

人为什么会起鸡皮疙瘩？

不知大家注意过没有，当我们从很热的地方进入很冷的地方时，会打一个冷战，有时皮肤上会感到一阵发紧，接着出现一些密密麻麻的颗粒，就像鸡的皮肤一样，这就是人们常说的“鸡皮疙瘩”。人在许多情况下都可能起鸡皮疙瘩，如看恐怖电影或受到意外惊吓时，觉得毛骨悚然、不寒而栗时，听到刺耳的声音时，看到恶心以及令人恐惧的事物时，甚至在上厕所时，都可能会起鸡皮疙瘩。

那么，你可知道人的身上为什么会起“鸡皮疙瘩”吗？

原来，人体的皮肤除了有保护作用，还拥有感受冷、热、触、痛等功能，具有排泄汗液、调节体温等作用。当皮肤受到冷的刺激时，皮肤下面的感觉细胞会立刻通过神经传向大脑，大脑一定的区域会立即发出命令，要求皮肤上的汗毛孔收缩。同时，汗毛下面的立毛肌也接到命令，收缩起来，于是汗毛便竖立起来。皮肤由于毛发竖立而受到拉扯，便像小丘一样突起，形成一片密集的很像鸡皮的小颗粒，这便是人们所说的起鸡皮疙瘩了。

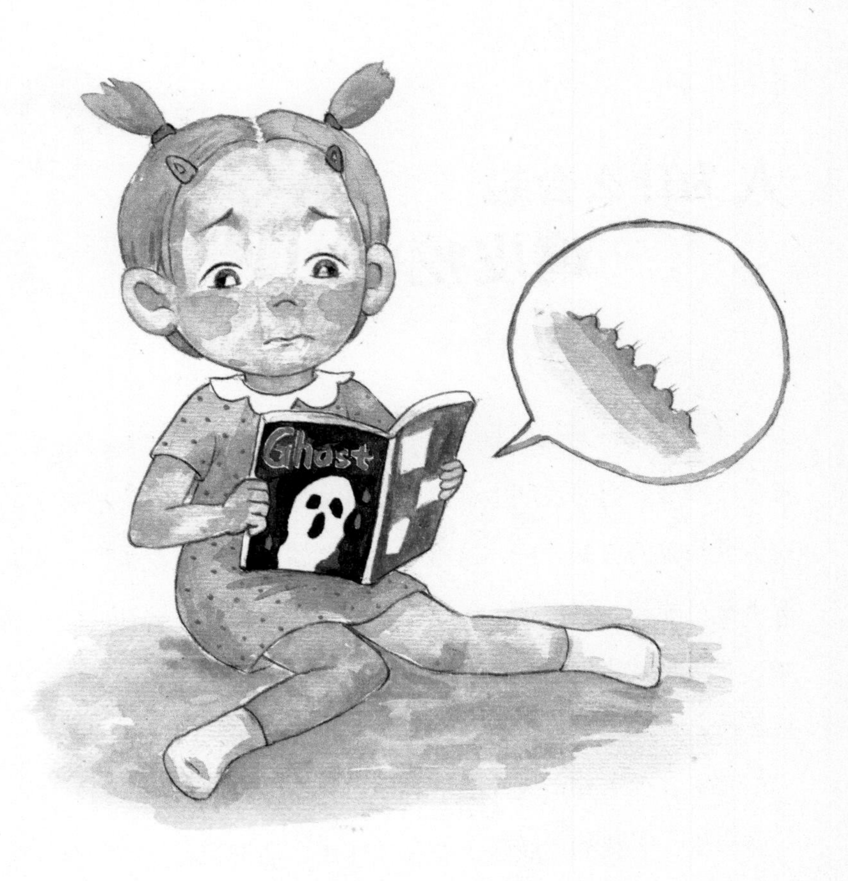

当身体起鸡皮疙瘩时，皮肤的表面就会被拉得很紧，变得像一道墙壁似的，使身体内的热量不致散失或者可以减少散失，起到保温的作用。同时，它又是一个信号，提醒人们要注意保暖，以免自己的身体由于寒冷而受到损害。

起鸡疙瘩对满身长毛的动物来说，应该说是一件好事，通过鸡皮疙瘩可以起到保温作用。这些动物遇到寒冷会令软毛竖立起来，使软毛蓬松，这样有利于保暖防寒。人的祖先——森林古猿也是满身长毛的，人在漫长的进化过程中体毛已逐渐退化，但是起鸡皮疙瘩以御寒这一生理功能还是保留了下来。

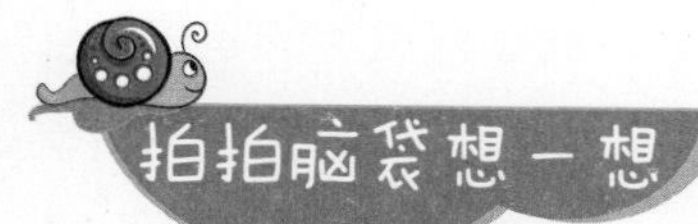

人为什么要长皮肤？

悄悄告诉你

人为什么要长皮肤？

这是因为皮肤对人体的作用太大了。皮肤除了可以保护人体不受细菌、病毒的攻击外，还有调节体温、排泄废物等作用。人的皮肤上有许多汗腺孔和皮脂腺孔，它们分别用于排出汗液和皮脂。

皮肤排汗液可以调节体温，排泄废物；排出的皮脂可以在皮肤上形成一层保护膜，防止皮肤干燥和开裂。此外，皮肤还可以保护身体免受外界的损伤，以及感受外界的各种信息。

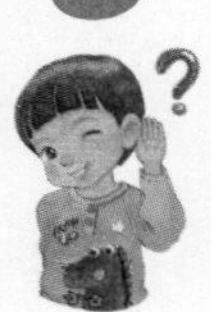

想想看，我们的皮肤有这么多作用，没有皮肤能行吗？

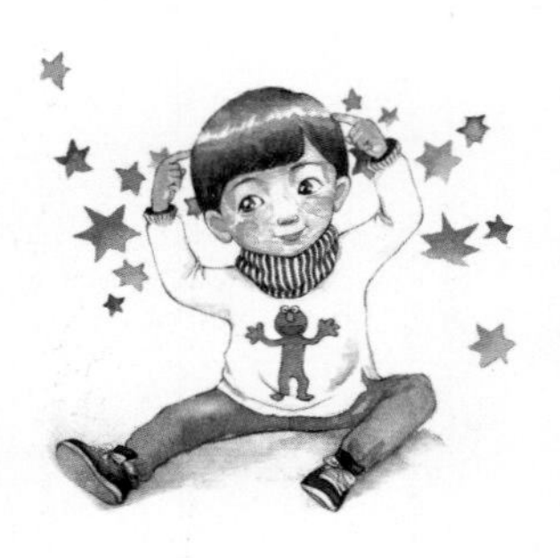

人为什么要长个肚脐眼？

人的身体腹部中间都长有一个肚脐眼，这个神秘“小洞”应该让不少小朋友都感到十分好奇或不解：人为什么会长这样一个肚脐眼呢?

人的生命的起点，是在母体的腹内。胎儿在母亲肚子里成长的这段时间里，其有鼻子而不能呼吸，有嘴巴却不能吃东西。怎么办？没有氧气和营养的摄入，他们如何长大？其实，新的生命所需要的氧气和营养物质，通过脐带这根运输线便可以获得。脐带的一端与婴儿的肚子连接，另一端与母亲体内的胎盘相连，母亲就是通过这根脐带，把氧气和营养物质源源不断地输送到胎儿体内的。

在胚胎发育的某个时期内，脐带是一个四通八达的“门户”，它既与膀胱相连，又与肠道相通。随着胎儿的发育，这些相连的部分会逐渐退化、分离，脐带与这些结构的关系也会随之“断绝”。

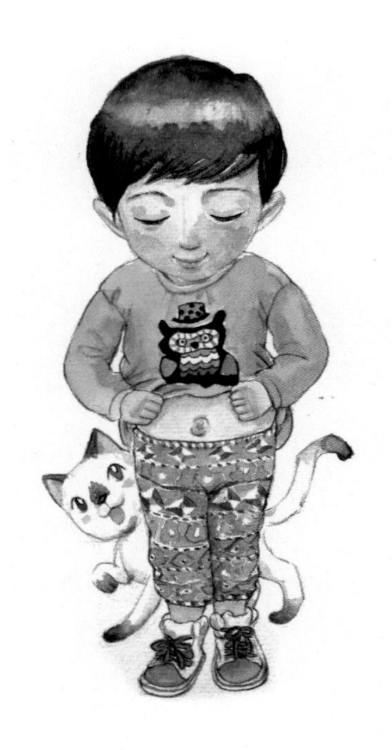

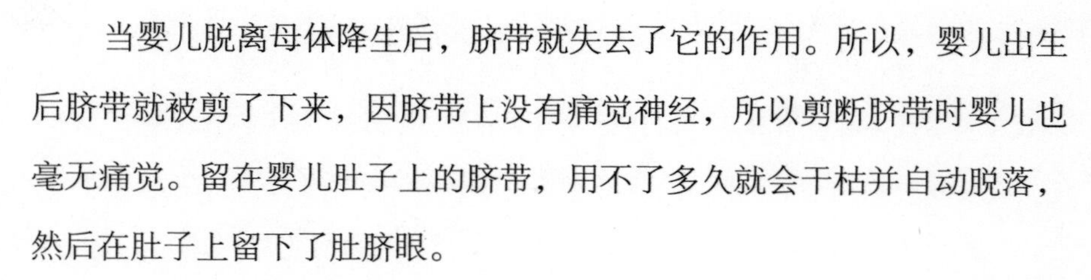

当婴儿脱离母体降生后，脐带就失去了它的作用。所以，婴儿出生后脐带就被剪了下来，因脐带上没有痛觉神经，所以剪断脐带时婴儿也毫无痛觉。留在婴儿肚子上的脐带，用不了多久就会干枯并自动脱落，然后在肚子上留下了肚脐眼。

所以说，肚脐眼其实是脐带被剪断后留下的疤痕，里面什么都没有，也并不神秘。肚脐中有一个重要的穴位——神阙穴，这部分皮肤非常薄弱，所以肚脐也是最怕着凉的地方。

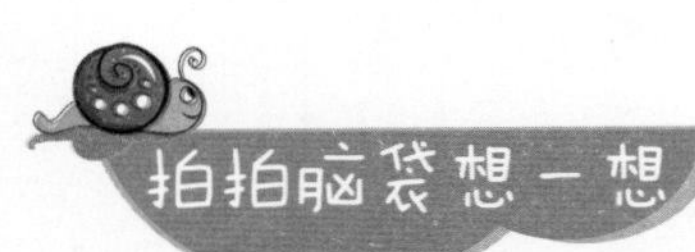

你知道怎么保护肚脐眼吗?

悄悄告诉你

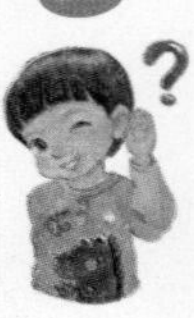

肚脐眼应该说是一个“藏污纳垢”的地方，我们应该及时对其进行清洁。

人类的肚脐是一个藏污纳垢的细菌窝，科学家发现肚脐里面寄生着大约 1 400 种细菌，大约来自 40 种常见的细菌种群，主要是无害的皮肤寄生细菌。另外，肚脐内的细菌数量很大，并因主人清洗肚脐的频率而有所差异。

那么，我们该如何清理肚脐眼呢?

一般而言，清理肚脐眼是用清洗的方法。如果肚脐比较浅，直接用清水冲洗就可以了；如果比较深，里面的褶皱比较多，藏的污垢也多，那就用棉签或毛巾涂点沐浴液或者香皂水进行清洗，洗完后要将泡沫冲洗干净，然后用细软吸水的毛巾擦干，使其干燥清洁；也可以用花生油擦洗，洗完澡后拿棉花蘸一点油放到肚脐里轻轻擦拭，有防病的效果。

不过，需要注意的是，清洁肚脐时不宜用力，不宜用手抠，动作要轻柔。因为这里的皮肤薄弱，容易损伤。还有，由于肚脐不宜受凉，建议洗肚脐时用温水，并在洗完后及时擦拭，不宜长时间将肚脐和肚子暴露受凉。

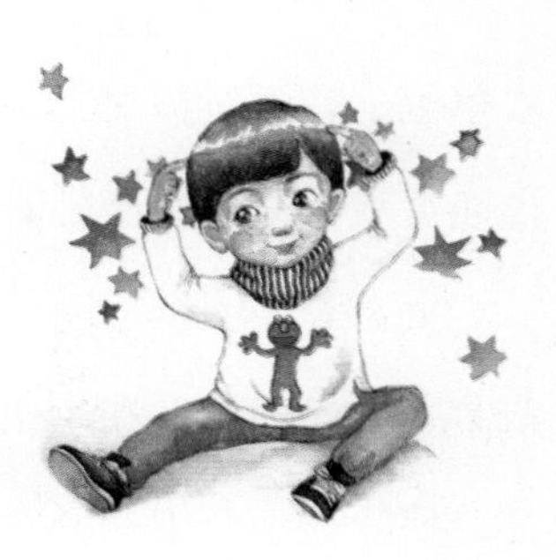

孩子身上的胎记是怎么回事？

刚出生不久的婴儿身上往往可以看到胎记或青记，尤其是在屁股周围上多有分布。这种印记一般为青色、深青色、灰蓝色的，也有淡绿色或红色的。那么，胎记是怎么回事呢？

原来，这些胎记是皮肤上的色素斑造成的。胎记可分为色素性胎记和血管性胎记两种。

我们先来介绍一下色素性胎记的形成。一般来说，人类皮肤的真皮层中是没有黑色素的，但当局部真皮层里堆积了较多的色素细胞时，这些细胞就会分泌色素。黑色素透过皮肤会呈现灰蓝色或其他颜色，从而使这一小块皮肤表面显示出不同颜色的斑。许多猿猴的皮肤呈青色，也是由同样的原因造成的。简单说来，色素性胎记是表皮或真皮中的色素增多、沉积形成的。

我们再来介绍一下血管性胎记。“红记”多是由于血管从生长在皮肤组织中而出现的，这也叫做血管瘤。在一般情况下，胚胎 4 ～ 5 个月时，这种斑的色素细胞就开始出现，出生后 1 ～ 2 年内逐渐消失，也有极少数人到成年时仍然存有色素斑。

有时候，胎记也可能是遗传的。基因是遗传物质的结构和功能的基

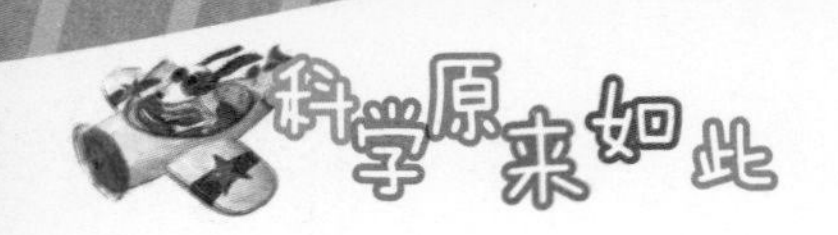

本单位，它通过复制把遗传信息从上一代传给下一代，例如，咖啡斑就是通过基因遗传而产生的胎记。

此外，环境也可以形成胎记。环境的污染致使人们的生活空间变差，蔬菜上大量的农药和杀虫剂，以及各种肉类当中的生长激素、避孕药等，都会使尚在孕育中的胚胎发生基因变异，从而造成各种胎记的出现。

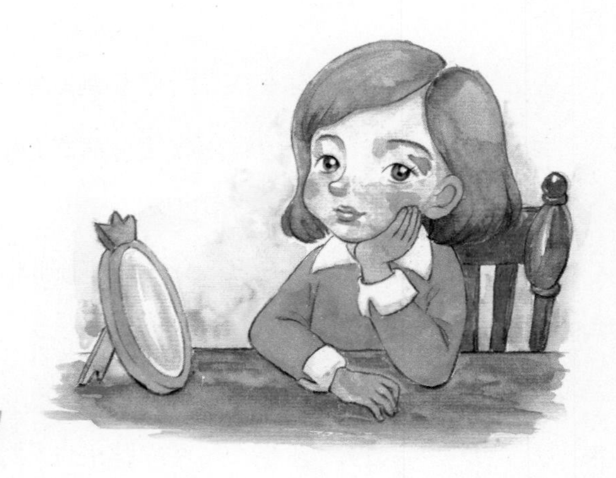

拍拍脑袋想一想

痣与“记”是怎么回事吗？

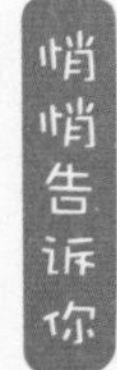

几乎每个人身上都有痣。那么，痣与“记”是一回事吗？

痣是一种常见的皮肤病，它发展慢，而且一般不会产生什么症状。通常所说的痣包括那些呈褐色、黑色的“色痣”，鲜红、紫红或暗红色的“血管痣”，以及青色的青痣。色痣种类多，大小不一，主要是由色素沉淀形成的。有时候，痣可能会诱发疾病。

“记”是由于皮肤真皮层里堆积了许多纺锤状或星状色素细胞所致，是一种灰蓝色的色素斑，通常发生于新生儿的骶部和臀部。婴儿有“记”，在黄种人中是常见的现象。

“记”并不是什么疾病，而是人体的一种残遗的种族体质特征的表现。

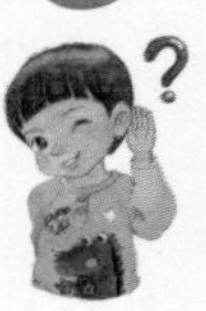

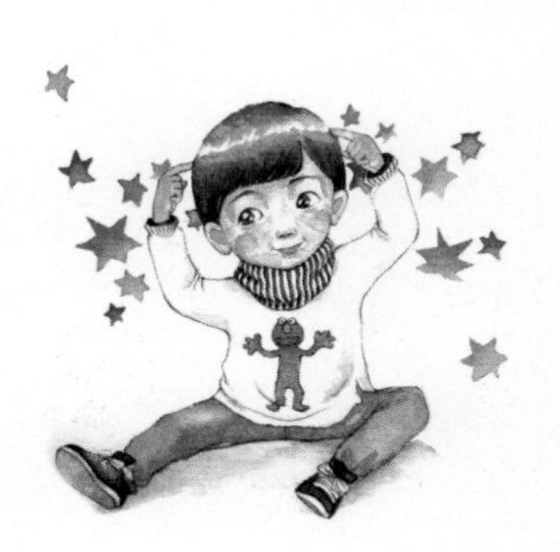

人的指纹为什么不一样？

每个人的手指上都有指纹。所谓的指纹，就是指每个人的手指上都有花纹各异的“图案”。世界上还没有指纹完全相同的两个人呢，这是怎么回事呀？

原来，这主要是由人的遗传特性决定的。人的遗传特征包含在卵子和精子所含的染色体中。所谓的染色体，指的是细胞内具有遗传性质的物体，易被碱性染料染成深色，所以叫染色体。染色体主要由脱氧核糖核酸和蛋白组成。染色体上面具有遗传效应的小片段叫基因，每个基因各自控制着头发和眼睛的颜色，控制着胚胎会形成单眼皮还是双眼皮，有什么样的指纹等，当我们还没有出世时，处于母体中的胎儿就已经有了指纹。出生后，指纹已经成为终生不变的一种指标。

指纹是由皮肤上许许多多小颗粒组成的，每个人的颗粒排列方式不同，所以就形成了不同的指纹。从理论上说，60 亿的人口经过 6000 年的生儿育女，才可能产生两个完全相同的指纹。可谁能够活 6000 年呢？难怪，世界上还没有发现指纹完全相同的人，连双胞胎也不例外。

据研究，胎儿的指纹是在出生前1个月左右时形成的，从此指纹终生不变。即使因刀伤、火烫或化学腐蚀而表皮受到损伤，新生的皮肤上仍呈现出原来的指纹，终生不变。由于指纹具有极高的特异性，现在不仅可以用来作为个人身份鉴定识别的标志，而且还具有很高的侦探价值，也就是说可以利用指纹来侦破案件。

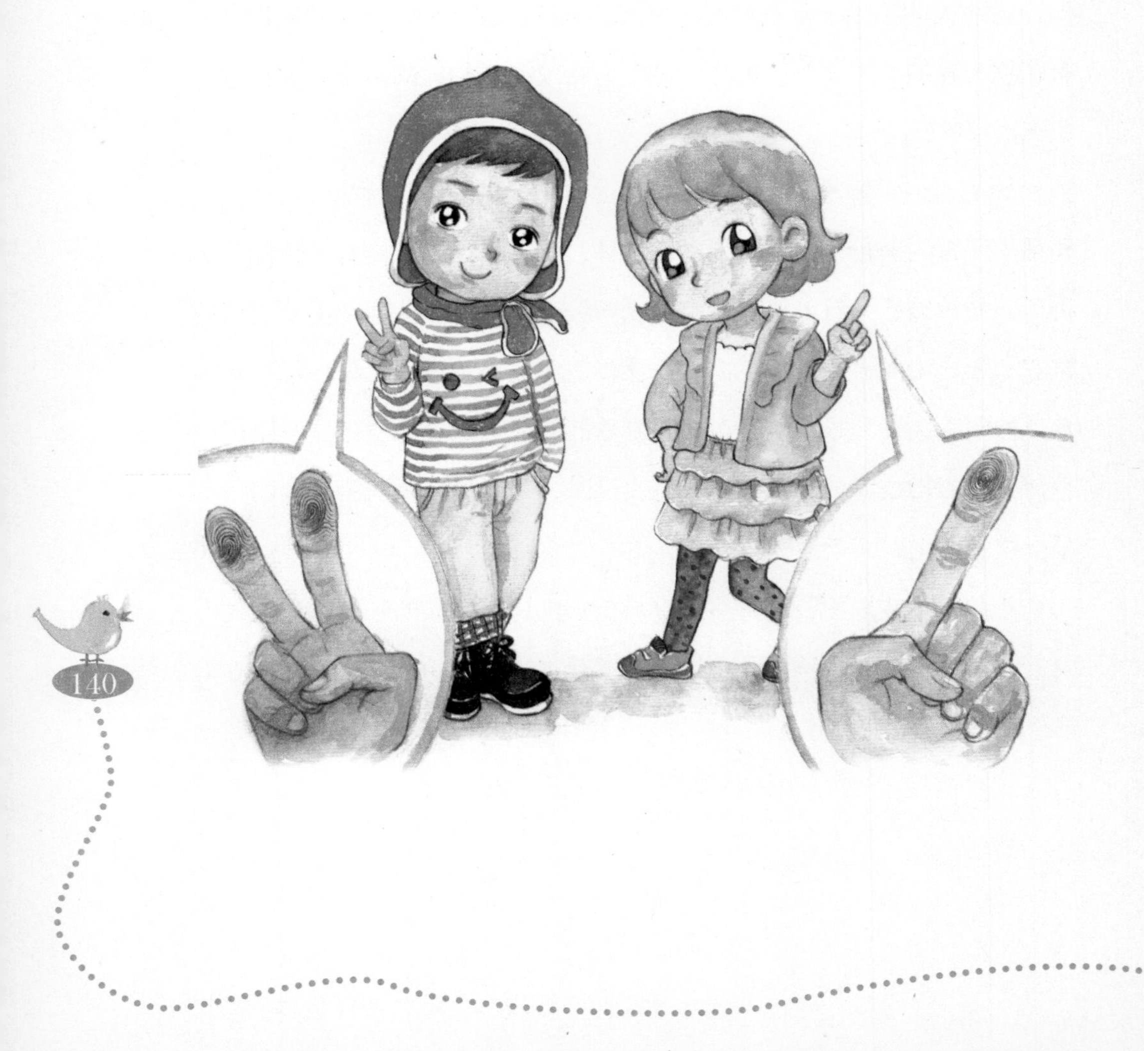

从指纹还可看出遗传规律和某些疾病的迹象。如有一种先天性愚型病，这种患者的指纹便不同寻常。所以，科学家正不断探索研究利用指纹、掌纹和足底纹等诊断疾病。

拍拍脑袋想一想

人头顶上为什么要长有发旋？

悄悄告诉你

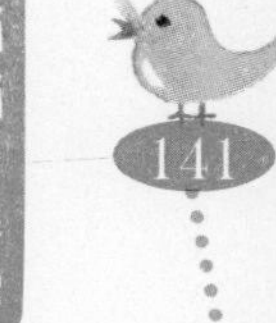

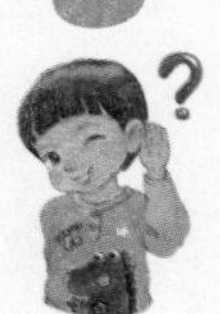

不知道你注意观察过没有，人们头顶上都长有发旋。那么，人为什么要长发旋呢？

在回答这个问题之前，我们先来说说什么是发旋。人的头发是从头发囊中斜着生长出来的，它循着一定的方向生长形成漩涡状，这就是发旋。发旋有右旋和左旋之分。通常人都有一个发旋，多位于头顶部的后侧；少数人有两个或三个发旋，有长在头顶的，也有长在头前部的，形成特殊的头发生长方式。

不同种族、不同肤色的人，他们的发旋也有差别。

在野生兽类动物中，生长发旋（毛旋）对其自我保护、生存也有适应意义。不同的毛旋可以让雨水顺着一定的方向流淌，就如披上了一层蓑衣，避免雨水流到眼睛等地方。毛旋使得毛发排列紧密，可避免有害昆虫的叮咬。此外，毛发的紧密排列还有良好的保温作用，使得人们没感觉那么冷。

人类发旋的这些作用虽然已经退化到毫无意义的地步，但遗传痕迹还是保留了下来。

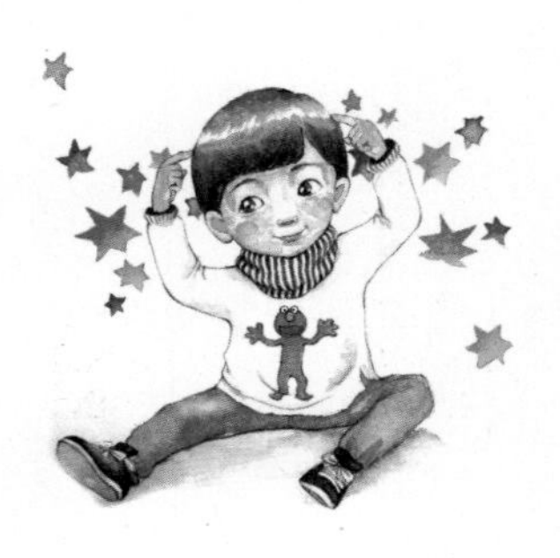

脸上的雀斑是怎么产生的?

你或许发现了，有些人的眼睛周围到脸颊附近，有一些半粒米般大小的淡褐色或褐色的色素斑点。这就是雀斑。可你知道雀斑是怎么回事吗?

雀斑通常是色素集结在一起而形成的，其中会有少数暗褐色的斑点混在一起。

日光中的紫外线照射是雀斑形成的重要原因，这也是夏季需要防晒的原因所在。当皮肤接受过多日光照射时，表皮就会产生许多黑色素，黑色素可以吸收紫外线，保护人体免受伤害。平时，人的皮肤内黑色素虽然多,但是分布均匀,这时皮肤上不会出现色素斑点,只是比较黑而已。一般情况下，皮肤比较白的人皮肤中的黑色素分布较少。

当人的皮肤受到某些刺激，黑色素分布不均匀时，有些黑色素就会聚集在一起，形成雀斑。雀斑对阳光非常敏感，受到强烈紫外线的照射，雀斑的数目就会增多，而且色泽也会逐渐变深。所以，防晒很关键。

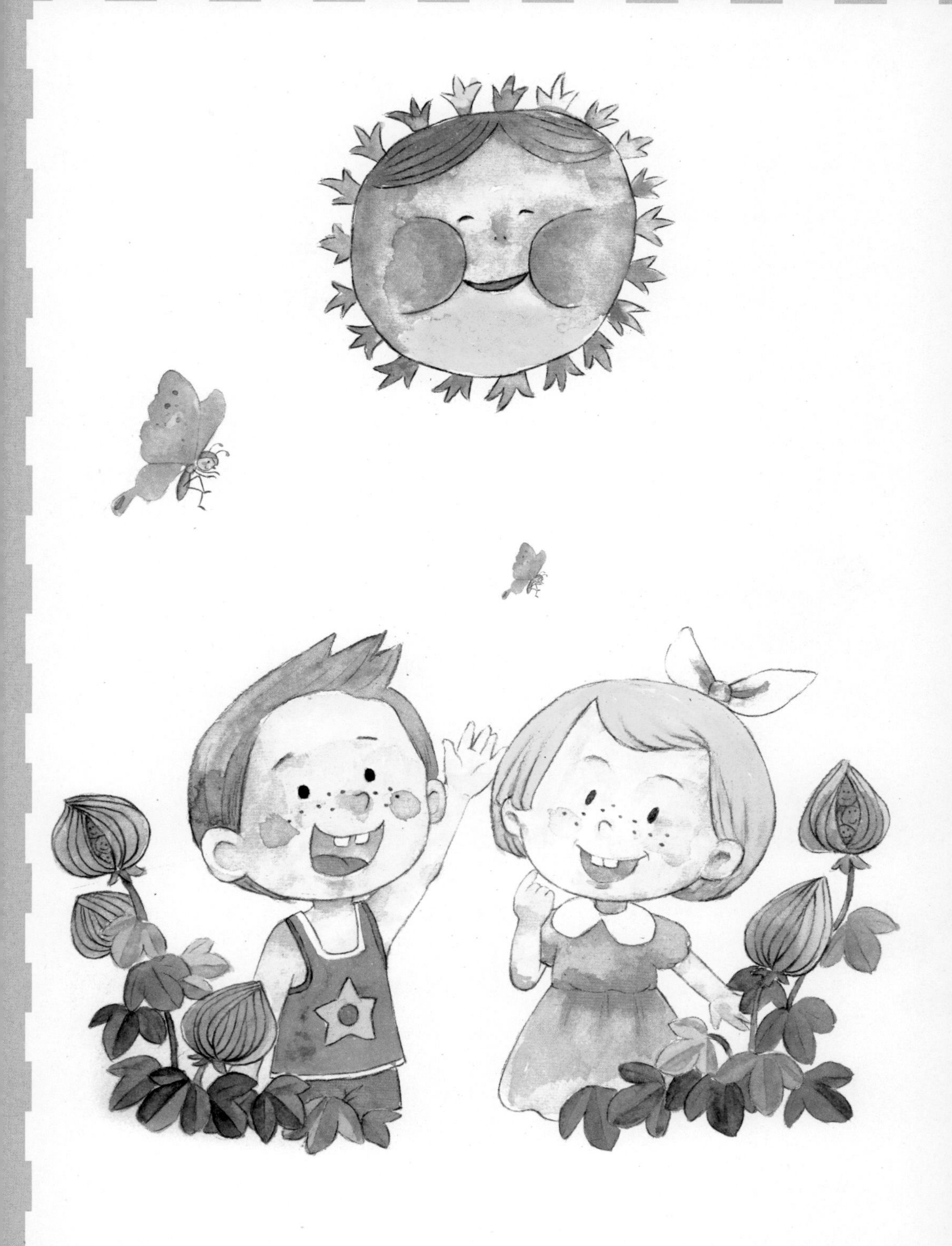

压力、偏食、睡眠不足等不良生活习惯，也会使黑色素增加。所以睡眠时间不稳定的人，皮肤的代谢率也不佳，会影响黑色素颗粒的产生。

同时，雀斑还具有遗传性，亲子、兄弟、姊妹之间受遗传影响较多，所以可能都出现雀斑的概率会很高。

另外，当青少年接近青春期时，脸上会明显地产生雀斑。

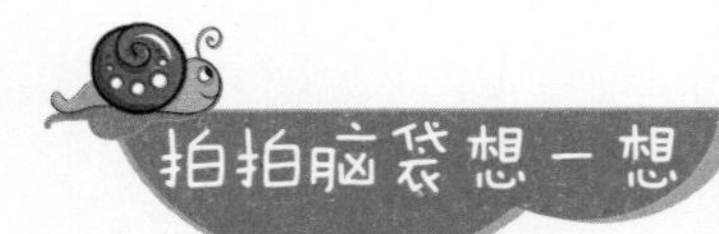

怎样来预防雀斑的发生?

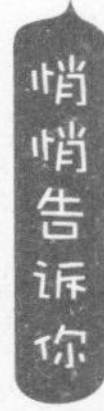

预防雀斑的产生，最重要的就是防晒。所以说，防晒非常重要。

除此外，注意休息和保证充足的睡眠，戒掉不良习惯，如吸烟、喝酒、熬夜等，也是预防雀斑产生的有利做法。

另外，为了不让自己的脸上长出难看的雀斑，我们平时应该多喝水，多吃蔬菜和水果，如西红柿、黄瓜、草莓、桃等，这些食品都有利于去除雀斑。还有，保持良好的情绪，避免长期过度的精神紧张，养成科学的生活习惯等，都是预防雀斑产生的好方法。

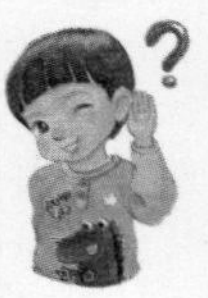

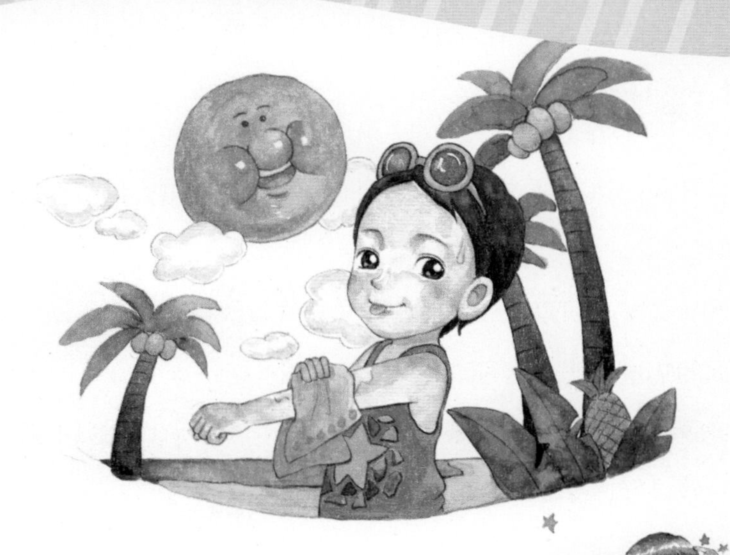

用热水还是用凉水擦身凉得快？

当你出汗的时候，可能认为用凉水擦身比热水擦身来得凉快。可事实上，这是完全不对的。这究竟是怎么回事呢？

皮肤是人体最大的器官，包括毛发、指甲、皮脂腺、汗腺等附属器官。皮肤覆盖于身体的表面，它的面积大小因人的高矮胖瘦而有所不同。成年人的皮肤总面积大多数为 1.5 ～ 2.0 平方米，平均约为 1.7 平方米。据计算，成年人的皮肤重量约占全身体重的 8%。皮肤既然是人体最大的器官，还有大量的汗腺分布，因此其散热功能不能忽视。

当身体出汗时，如果我们用凉水擦身，皮肤受到凉水的刺激，毛孔马上紧闭，其中的毛细血管也就收缩了。这样一来，虽然皮肤的表面暂时凉了，但体内的热量却散发不出来，使人有燥热不适的感觉。如果改用热水擦身，皮肤受热后，毛孔开始迅速张开，皮肤中的毛细血管多数

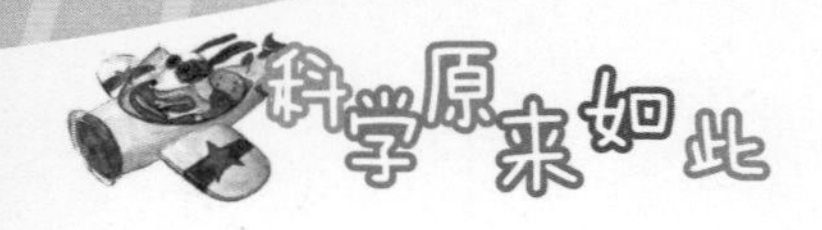

扩张，体内的热量就会通过毛孔和毛细血管散发出去，使人从内到外感到凉爽。

另外，热水可以吸收皮肤上的热量并很快蒸发，也可以带走部分皮肤表面的热量，使人感到凉爽。

这两种散热方式合起来，其作用不可小觑。所以用热水擦身比用冷水擦身效果好，身体能更加凉快。

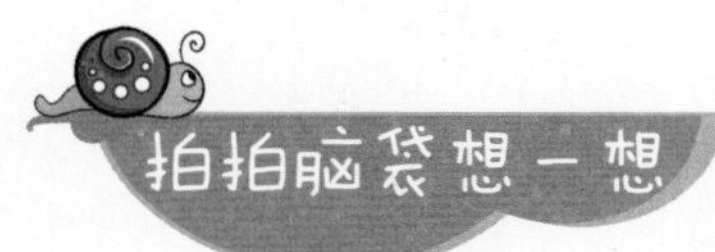

什么是有氧运动和无氧运动？

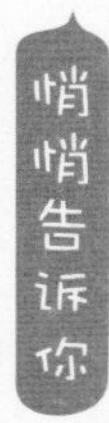

有氧运动也叫做有氧代谢运动，是指人体在氧气供应充分的情况下进行的体育锻炼。有氧运动可以提升身体对氧气的摄取量，能更好地消耗体内多余的热量。也就是说，在运动过程中，人体吸入的氧气与需求相等，达到生理上的平衡状态。通过有氧运动，氧气能充分分解体内的糖类，还可消耗体内脂肪，增强和改善心肺功能，预防骨质疏松，调节心理和精神状态，是一种非常健康的健身方式。常见的有氧运动项目有步行、慢跑、滑冰、游泳、骑自行车、打太极拳、跳健身舞、做韵律操等。

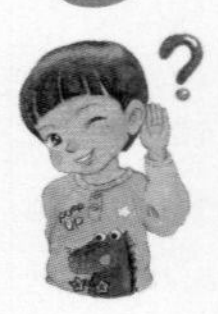

无氧运动是指肌肉在“缺氧”的状态下高速剧烈的运动。无氧运动大部分是负荷强度高、瞬间性强的运动，所以很难长时间持续。这种运动不仅易致疲劳，而且疲劳的消除也比较慢。无氧运动对氧气的摄取量非常低。人在进行无氧运动时，由于速度过快、爆发力过猛，其体内的糖分来不及经过氧气分解，而不得不依靠“无氧供能”。这种运动会在体内产生过多的乳酸，导致肌肉疲劳，不能持久工作，运动后人也会感到肌肉酸痛、呼吸急促，而且这种酸痛感有时会持续较长的一段时间。赛跑、投掷、跳高、举重、跳远、拔河、肌力训练等，都属于无氧运动。

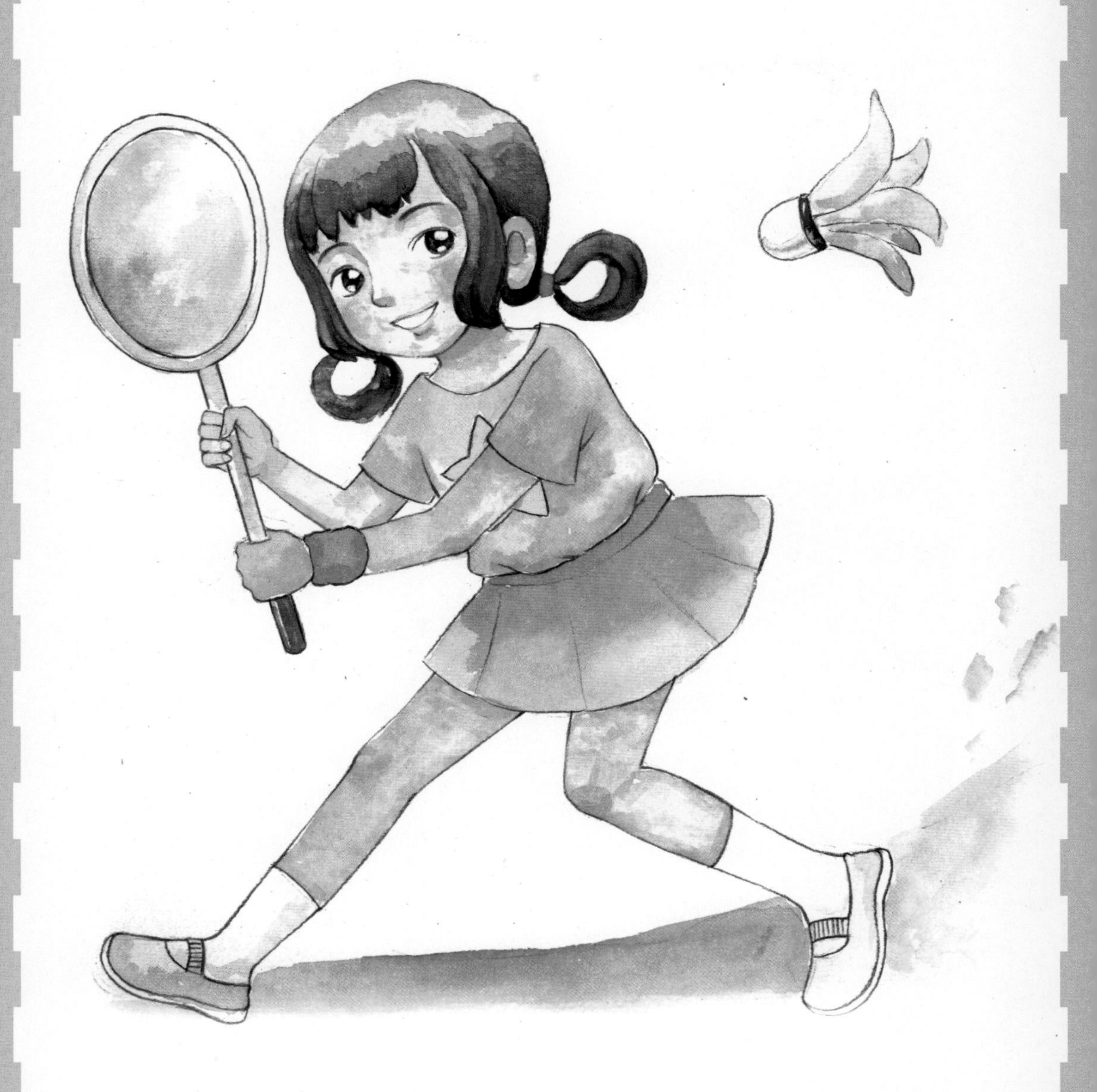

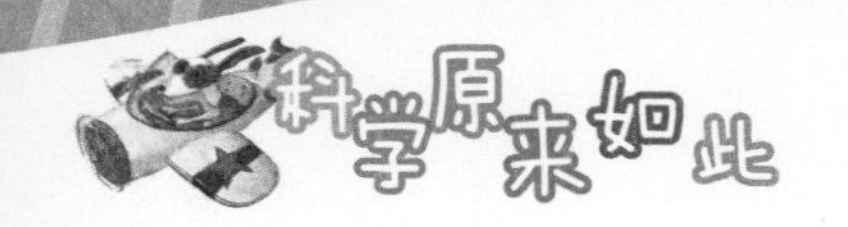

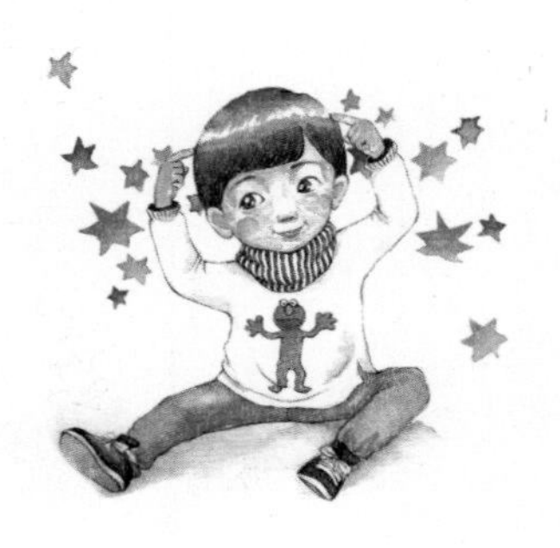

疲倦时为什么洗个澡会好?

写字、看书、思考问题、踢球、劳动……不论是体力劳动还是脑力劳动，时间长了就会使人感到疲劳。疲劳是人体一种自卫性和保护性信号，说明身体累了，不要硬撑。那么，这个时候我们该怎么来消除疲劳呢?

适当休息可以解除疲劳，洗个澡也可以解除疲劳。洗澡解除疲劳?这是怎么回事呢?

人们在劳动和学习时常常会出不少汗，汗液和身体表面的皮脂、脱落的表皮细胞、灰尘和细菌就会粘在一起，堵塞毛孔，并且刺激我们的皮肤，使我们不舒服。洗澡能把这些泥垢洗掉，使我们浑身轻松自在而精神振奋。

同时，洗澡可以促进血液循环，增加人体的新陈代谢，提高神经系统的兴奋性，有利于精神和体力的恢复。所以忙了一天，洗个热水澡能够让疲惫的身体恢复过来。如果在洗澡时做点健身的“小动作”，不但能够加速缓解疲劳的程度，一些身体的小毛病也会很快好起来。

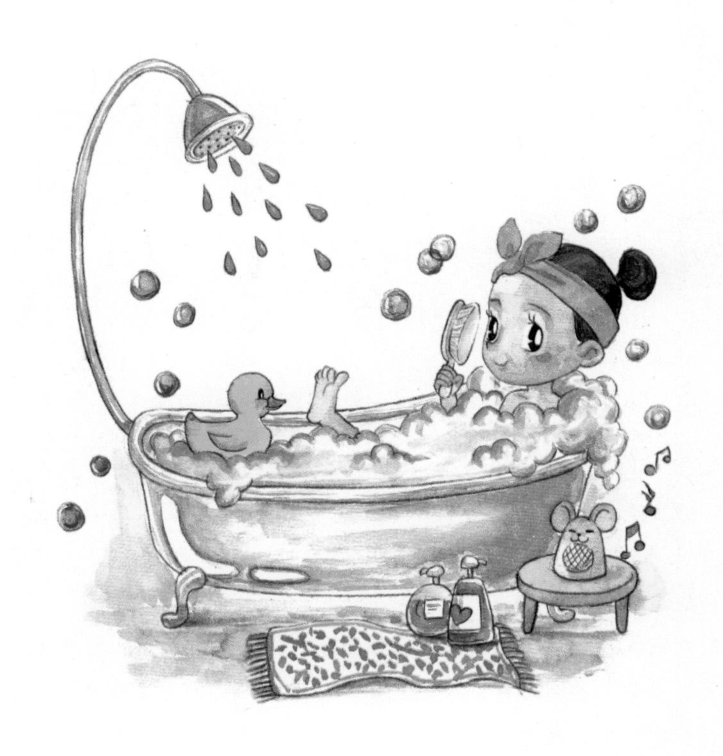

此外，多数人还有这种感觉，在疲劳时搓一搓脸，马上就会神清气爽起来。因为面部分布着很多表情肌和敏感的神经，热水能刺激这些神经，搓脸能加速血液流动，同时舒展表情肌，洗澡时搓脸的速度以每秒1次为宜，连续搓脸不少于3分钟。

需要注意的是，40℃的温水消除疲劳最理想，因为人体正常腋下体温是37℃，体内温度是40℃，40℃与人体的体温最接近。如果水温过高，消耗热量也多，不但不会消除疲劳，反而会感到难受；而如果水温过低，会引起血管收缩，也是不易消除疲劳的。

拍拍脑袋想一想

人长时间坐火车为什么会困倦？

悄悄告诉你

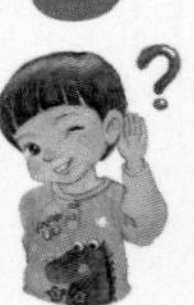

人们出远门时，大都喜欢选择坐火车。刚坐上火车时，许多人都愿意看一看铁路两旁的风景，觉得很美，很享受。但是，时间一长，困劲儿就上来了，不知不觉睡着了。为什么坐火车时间长了，人就容易困倦呢？

小朋友们或许有这种体验，当你困倦但还睡不着觉时，只要听着钟表“滴答、滴答”的走动声，一会儿就睡着了。一些人为了让自己早点儿入睡，会在心里默默地数数，这样不一会儿便睡着了。

说起来，这倒是一件十分有趣的事儿，钟表的走动声、数数和妈妈的催眠曲，都可以催人入睡。坐火车容易睡着也是这个道理。火车行驶时摇摇晃晃，就像小孩睡在摇篮中一样；而火车有节奏的“咔答、咔答”声则宛如催眠曲，旅途一长，旅客就容易犯困。

近代医学上的睡眠疗法，就有用单调的声音刺激来唤起睡眠，从而治疗疾病的。现代生理学的研究证明，单调的刺激长期地作用于大脑皮层同一部分的各点上，就会产生深重的抑制过程，引起困倦，从而使人进入睡眠。我们乘长途火车和长途汽车容易困倦，其道理是一样的。

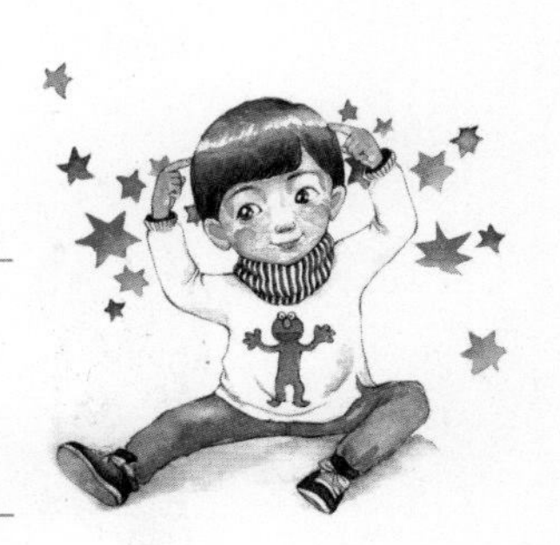

为什么有人能生多胞胎？

我们生活的周围常可见到双胞胎，有时还能看到多胞胎。或许你会感到奇怪，双胞胎和多胞胎是怎么回事？

一般情况下，人类一胎只生一个，但有时也会有多胎现象。

女性的主要性腺是卵巢。女性进入青春期后，卵巢会定期产生一个成熟的卵细胞，一般是每月成熟一个。成熟的卵细胞进入输卵管后，此时若有精子出现在其周围，卵细胞就有可能受精成为受精卵。受精卵经发育产生一个新个体，这就是正常的单胎现象。

人类有时一胎产生两个新个体，即“双胞胎”，也叫孪生。

一般情况下，一个受精卵只能发育成一个胎儿。如果一个受精卵分裂成两个以上的细胞群，并逐渐发育成两个以上的胎儿，便称为单卵性多胞胎，也叫“同卵多胞胎”。单卵孪生的胎盘只有一个，两个以上的胎儿各自有一条脐带与胎盘联系，这类多胞胎的遗传物质基本相同，因而他们的性别相同，音容笑貌酷似，甚至性格爱好、举手投足都几乎一模一样。

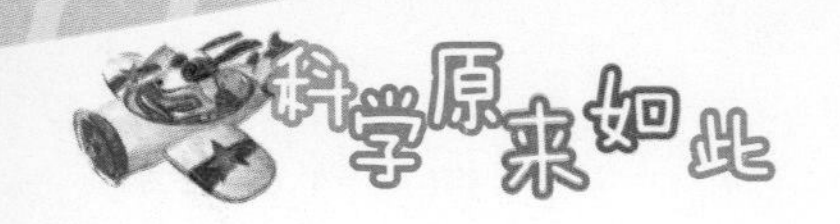

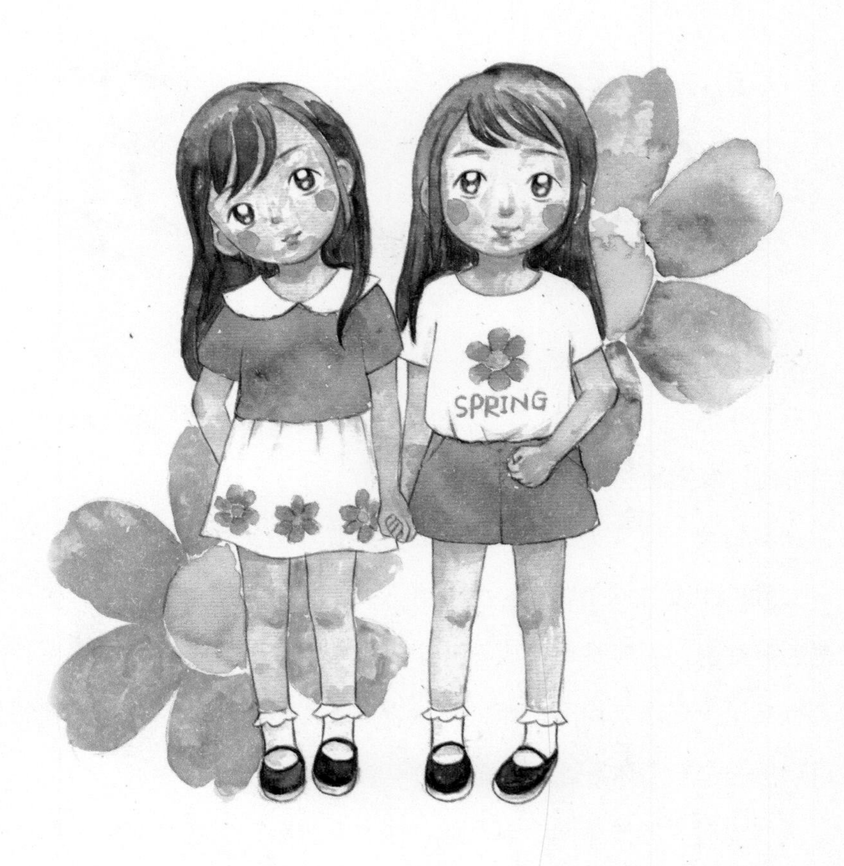

如果女性一次排出两个成熟的卵细胞，分别与精子结合成两个受精卵，并分别在子宫内着床发育，这类多胞胎便被称为多卵性多胞胎，也叫“异卵双胞胎”。由于他们是两个不同的受精卵发育成长的，所以他们各自有一个胎盘，其遗传基因也不尽相同，容貌体征、性格举止、志向情趣或许会大相径庭。

多胎指一胎能产生三个或三个以上新个体的现象，其形成机制与双胞胎形成机制基本相同。如“三胎”，可以有三种形成情况：一是三个受精卵分别发育成三个新个体；二是两个受精卵分别形成一个单胎和一个一卵双胎；三是一个受精卵分裂成两半，其中一半再分裂成两半，形成一卵三胎。

多胎大多是多卵同时受精的结果，也可由单卵分裂而来。据不完全统计，人类单卵多胎的最高记录是七胎。多卵多胎，即可能有三胎、四胎、五胎以至六胎的现象。这些多胎可能全属于异卵或全属于同卵，也可能是异卵和同卵相混合的。

据统计，每 80 ～ 90 个胎儿中才会出现一对双胞胎，每 7 600 个胎儿中才会出现一例三胞胎，四胞胎、五胞胎、六胞胎出现的概率则更少。近年来临床上以促性腺激素给妇女治疗不育症（排卵功能缺陷），有时会引起多排卵，这是造成多胎的原因之一。

值得一提的是，如果受精卵分裂成两个细胞团，大小相似，分离完全，则会生出独立体的孪生双胞胎；若分离不完全，则产生连体双胞胎。若细胞团分裂为大小不等的两团，或一团占有较好的位置，得到较好的血液供应；而另一个处境不好，得不到足够的营养，结果将变成一个发育好、另一个发育不全或成为寄生在其体内或体外的怪胎，这就是通常说的胎儿内胎儿。

总之，人类的多胞胎现象，主要是几个成熟的卵细胞与精子的结合问题，女性一次产生成熟的卵细胞多，就会形成多保胎；产生一个成熟的卵细胞就形成单胞胎。

拍拍脑袋想一想

试管婴儿是怎么回事？

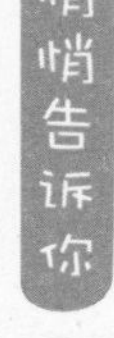

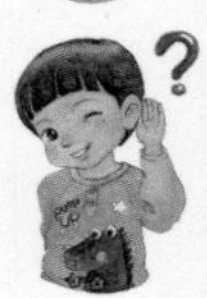

试管婴儿是体外受精、胚胎移植技术的俗称，是指采用人工方法让卵细胞和精子在体外受精，并进行早期胚胎发育，然后将其移植到母体子宫内发育而诞生的婴儿。试管婴儿技术的发展，无疑给无精、输卵管严重受损或堵塞等不孕不育症患者带来了新的希望。

试管婴儿的出现，应归功于英国科学家罗伯特·爱德华兹医生。从1963年起，他开始在剑桥大学供职，并与帕特里克·斯特普托研发出体外受精技术，即试管婴儿技术。基于这一技术，1978年诞生了世界上第一个试管婴儿路易丝·布朗，从而引起世人的关注。

2010年诺贝尔生理学或医学奖授予有“试管婴儿之父”之称的英国科学家罗伯特·爱德华兹，以表彰他多年来致力于试管婴儿的研究，为不孕不育的夫妇带来了新希望。

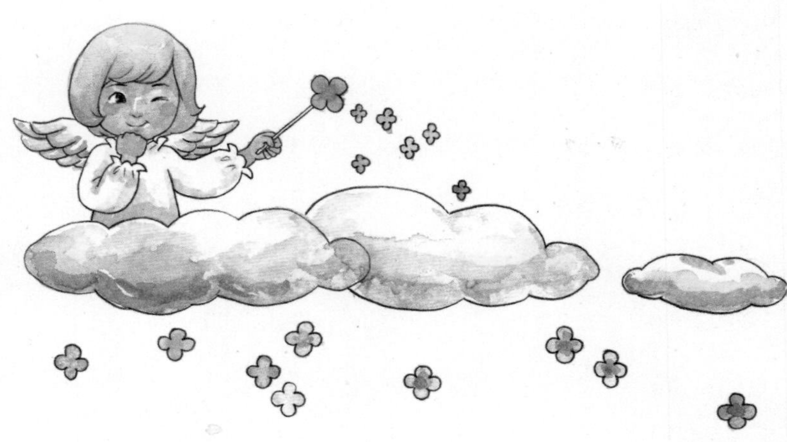

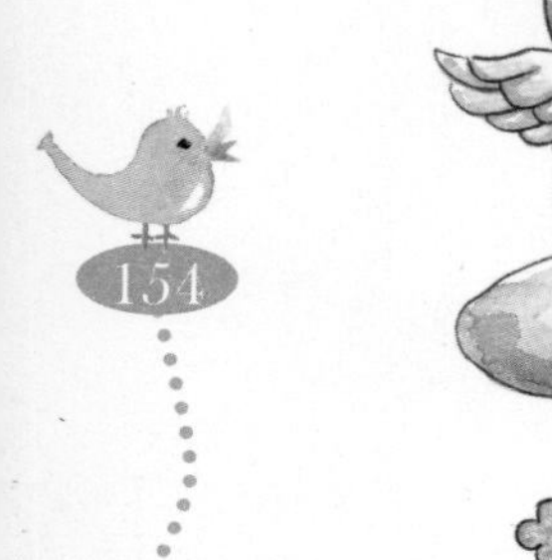